肿瘤规范化诊疗口袋书

多发性骨髓瘤

主编 黄晓军 吴德沛 胡 豫 王建祥 侯 健 李 娟

U0207186

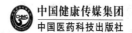

中国健康传媒集团

中国医药科技出版社

图书在版编目（CIP）数据

多发性骨髓瘤/黄晓军等主编．—北京：中国医药科技出

版社，2024.2

（肿瘤规范化诊疗口袋书）

ISBN 978 - 7 - 5214 - 3855 - 0

Ⅰ.①多…　Ⅱ.①黄…　Ⅲ.①多发性骨髓瘤—诊疗

Ⅳ.①R733.3

中国国家版本馆 CIP 数据核字（2023）第 065119 号

美术编辑　陈君杞
版式设计　诚达誉高

出版	**中国健康传媒集团** | 中国医药科技出版社
地址	北京市海淀区文慧园北路甲 22 号
邮编	100082
电话	发行：010 - 62227427　邮购：010 - 62236938
网址	www.cmstp.com
规格	880 × 1230mm ¹⁄₆₄
印张	4⅞
字数	156 千字
版次	2024 年 2 月第 1 版
印次	2024 年 2 月第 1 次印刷
印刷	河北环京美印刷有限公司
经销	全国各地新华书店
书号	ISBN 978 - 7 - 5214 - 3855 - 0
定价	**89.00 元**

获取新书信息、投稿、为图书纠错，请扫码联系我们。

内容提要

　　本书简明扼要地介绍了多发性骨髓瘤的管理与临床治疗规范。本书分为管理篇和临床篇，前者主要介绍了骨髓瘤的学科建设、全流程管理、防治科学研究、诊疗信息化和人才培养等知识；后者主要介绍了骨髓瘤的规范化诊断和治疗、临床常见问题与处理、患者接诊要点及多学科诊疗等内容。本书适用于各级综合医院血液科的医护人员，也可供高等院校临床医学专业师生及相关人员参考阅读。

编委会

前　　言

　　随着医疗科技的不断进步，面对肿瘤患者诊疗的迫切需求，在肿瘤诊疗领域，各类新技术、新药物如雨后春笋般涌现。然而，面对肿瘤诊疗的更多可能，如何确定诊疗方案，如何选择抗肿瘤药物，如何做到合理用药，如何优化诊疗模式，如何保障患者权益等一系列问题，都成为临床医生和医院管理者的重大课题。

　　为进一步提高肿瘤诊疗规范化水平，保障肿瘤诊疗质量与安全，落实肿瘤规范化诊疗管理工作的相关要求，《中国卫生》杂志社承接了国家卫生健康委员会加强肿瘤规范化诊疗管理工作的宣传推进项目，通过全媒体宣传、联合权威专家分癌种制作肿瘤规范化诊疗口袋书等方式，推广规范诊疗的管理理念和实践做法。

　　近年来，《中国卫生》杂志社联合权威机构和专家，分癌种制作肿瘤规范化诊疗口袋书，围绕多个癌种的诊疗常识，通过简洁实用的语言，结合该癌种临床诊疗的新理念、新技术、新进展，梳理出规范化诊疗的知识要点，并结合生动的具体案例，介绍该癌种规范化诊疗的临床路径和具体实践，供基层和年轻医生学习查阅。

为了更好地指导临床实践，口袋书主要以赠送的方式发行，读者群体面向全国医疗机构，主要是地市级、县级医疗机构的相关医务人员。为了增加口袋书的可传播性和相关知识要点的触达率，口袋书还将做成海报、长图文、电子书的形式，在新媒体平台上传播。

教之以法，口传心授，打开一本可以放在白大褂衣兜里的口袋书，迎面而来的是权威机构和头部专家总结的沉甸甸的知识和技能，在关键时刻可以指导基层和年轻医生临床应用，让更多肿瘤患者获益，进而促进肿瘤诊疗工作更加规范、合理，这就是我们推出分癌种肿瘤规范化诊疗口袋书的初衷和心愿。

因编写时间和水平所限，书中难免存在不足或疏漏之处，请广大读者批评指正，以便以后修订改进！

编　者
2024 年 1 月

目　录

管理分册

临床分册

管理分册

第一章　多发性骨髓瘤相关学科建设

为做好多发性骨髓瘤疾病的防治工作，提高多发性骨髓瘤患者的疾病知晓率和自我管理水平，完善诊疗质控体系，优化诊疗模式，血液肿瘤科应注重学科建设、人才培养以及血液肿瘤检测技术提升，贯彻以患者为中心，以安全为核心，以质量为重心的诊疗理念，推进多发性骨髓瘤筛查、诊断、治疗、康复全流程管理，做到安全规范治疗、精细化科学管理。

第一节　血液肿瘤主体学科建设

一、建立地市级人民医院牵头的学科架构

（1）建设地市级人民医院血液肿瘤中心，并指导各县市区成立分中心，构建区域血液肿瘤中心的梯级建设，健全防治机构，在此基础上承担血液肿瘤的早诊早

治工作。

（2）多发性骨髓瘤在学科分类齐全的医院通常是由血液科诊治和管理，部分地市级医院和大部分县级医院可能存在血液科未独立设置的情况，因此设置多发性骨髓瘤的专业小组是切实可行的一种方式。通过地级市人民医院牵头，构建地区多发性骨髓瘤治疗的组织，承担区域内医护人员培训、质控和患者管理指导职能，不断规范和提高地区多发性骨髓瘤的诊治能力和管理水平。

（3）建立区域专科联盟是现实可行的方案之一，地市级医院作为联盟牵头人，以县级医院为中坚力量、社区和乡镇卫生院为前沿，解决多发性骨髓瘤患者早期诊断、规范诊治，双向转诊、会诊，长期随访管理的问题。

（4）建立区域血液学会多发性骨髓瘤防治协作组，协作组以地市级人民医院为主体，纳入区域县级医院参与。加强基层自身诊治能力建设，要把力气放在帮助基层诊断血液肿瘤上，乡镇卫生院和县医院的医生要知道怎么筛查、怎么诊断，诊断明确可以首先到地级市医院治疗，病情稳定后再转回县级医院或者卫生院，在地市级医院指导下规范完成后续治疗和定期随访。建立多发

3

性骨髓瘤微信工作群，是很好的载体，专业群可用于医生之间交流讨论，患者群则用于医生和患者之间的交流随访。通过协作组平台，团队里的医生得到了实践锻炼，而基层医生在团队支持下，理论和临床水平也会得到提升。通过团队协作，总结数据，还可以发表论文，申请专利，把临床数据转化为成果分享。

二、县医院血液肿瘤科建设思路

首先明确县级医院血液肿瘤学科发展的功能定位。县级医院主要承担血液肿瘤的早诊早治、后期康复、姑息宁养，这些都是相对容易开展的环节，也是血液肿瘤防治工作的一个非常重要而经常被忽视的环节。部分有条件的地方可以开展血液肿瘤的化疗和放疗。血液肿瘤的造血干细胞移植、CAR-T免疫治疗，对专科技术的要求高，对于暂时达不到技术能力的地市级和县级医院，不必要求短期内实现，可以通过与国内技术完善和成熟医疗中心的专家团队建立联系和转诊，落实有需要患者的治疗。

三、区域内患者诊疗的模式

血液肿瘤诊疗应该遵循分级诊疗的原则。对血液肿瘤患者的诊断和治疗非常强调时效，把握最初的诊疗时机很关键。因此，基层医院应该在发现疑似患者后立即将其转诊到大医院，由大医院明确血液肿瘤患者的早期诊断、制定诊疗决策，此后的治疗、康复和监测复发、转移等工作再放到基层去做。

目前许多省级血液肿瘤医院承担了当地血液肿瘤诊疗中心的角色，应该着力提升地市级医院诊断和治疗血液肿瘤的能力，承担省级血液肿瘤医院的部分职能，避免患者过度集中到省级医院诊治。鼓励区域内血液肿瘤中心的医生更多地接诊血液肿瘤患者，制定诊疗方案，再让患者回到当地医院去执行和实施。等需要改变诊疗决策时，再回到专科血液肿瘤医院听取专家建议。

构建从诊疗到康复、从医院到社区的血液肿瘤全过程全周期管理模式。建设康复医院、护理院、临终关怀机构，与地市级医院、县级医院对接，建立长期对口合作关系，实现双向转诊、急慢分治。鼓励上级医院出具诊疗方案，在康复医院、护理院、临终关怀机构实施治疗。

四、学科梯队的建设、培养

2015 年，国家 16 个部门联合印发了《中国癌症防治三年行动计划（2015—2017年）》，要求各地要加强医疗机构血液肿瘤科及相关学科建设，加强血液肿瘤诊疗人才培训，将血液肿瘤诊疗纳入住院医师规范化培训和医务人员继续教育。提出要大力培养病理医师、病理技师、血液肿瘤专科临床药师、血液肿瘤护理人才、放疗医师和放疗技师等人员，通过制订和实施人才培养计划、建立分配激励机制等措施，改善相关人才紧缺状况。鼓励有条件的医疗机构开展血液肿瘤防治科学研究。

人才队伍建设是学科建设的核心，是提高医疗技术水平的基石。因此构建学科梯队，不断培养血液肿瘤专科人员能力是落实血液肿瘤规范治疗管理的重点工作。要坚持引进和自主培养两条线并行的模式。

（一）引进学科带头人

在学科人才队伍体系的建设中，优秀的学科带头人最为关键。出色的学科带头人，对于学科的突破发展与行业引领往往起到了至关重要的作用，对于地市级和县域医院来讲，学科带头人主要依靠引进，通过引进学科带头人及其团队，短时间内迅速提升学科水平。引进的学科带头人应该有业内的权威性、临床与研究双重功底、较强的学术地位。除了强调学科带头人的作用外，亦要特别注重人才梯队的培养，以及学科团队的合作精神。

（二）搭建人才梯队

搭建学科人才梯队，要通过引进来为我所用，带来新技术和理念；走出去学习先进经验和技术，快速成长；通过合理的培养机制和政策培养青年人才，促进快速提高。加强人才梯队建设，培养好后备学科带头人，以学科带头人为龙头，以业务骨干为主体，引入良性竞争机制，促使学科建设进入健康发展轨道。注重发挥青中年医技人员的骨干作用，为优秀人才的培养和发展创造更好的环境。

（1）建立"培养在职读硕士、博士，论文发表，课题立项"等人才培养、科研发展岗位责任奖罚分明机制。

（2）实施高层次人才高薪引进；对后备学科带头人实行临床业绩、科技业绩评估与奖励；在职读博、国外进修、晋升职务与业绩挂钩的激励机制。

（3）支持举办学术论坛，科研立项，人才培养，职称晋升和人、财、物投入的倾斜机制。

（4）大力培养青年人才，立足于院内和科内培养住院医师，设置青年医师导师制培养、优秀青年人才培养计划，重点在于对他们临床基本技能、医学基础理论和临床思维方法、基本功的培养。

（三）人才交流合作

与国内外血液肿瘤中心建立合作对接机制，通过柔性引进人才、交流进修、访问学者、共同合作课题等，提升本学科人员综合素质。根据学科发展需要，选送中高级技术人员到国内外技术先进的医院参加专项技术学习班，学习血液肿瘤诊疗的新技术、新业务，以掌握国内外血液肿瘤诊治的研究、发展动态，是提高基层血液肿瘤诊治能力的切实可行且非常有效的手段之一。

五、学科信息化建设

（一）开发建设多发性骨髓瘤筛查系统

针对多发性骨髓瘤初诊症状复杂，非专科医生不易识别，诊断困难，极易漏诊、误诊等特点，以及医院小专科建设薄弱的现状，应从专科专病入手，以现有大量医疗数据为基础，结合临床诊疗指南、专家诊疗经验等，通过确定多发性骨髓瘤的疾病筛查规则，利用特征性指标或指标组合，建设多发性骨髓瘤筛查系统，用于筛查辅助决策。筛查系统一方面从就诊患者零散的、无关联的症状中探索、挖掘疾病的特征性症状；另一方面辅助、补充非专科和低年资医师疾病知识和临床经验不足，为多发性骨髓瘤识别提供帮助。对于非专科就诊的患者，筛查系统能够促使专科尽早介入，将疾病诊断时间点前移，早发现、早诊断、早治疗，从而缩短患者住院时间，降低医疗费用，同时取得较好的治疗效果。

每一位患者就诊时，完成基础检验检查，筛查系统根据检验报告和患者的主诉症状等，筛查出疑似多发性骨髓瘤患者，再引导分流至专科医生进行主动干预，做进一步评估检查明确。

（二）血液肿瘤远程多学科会诊

地市级医院建立远程会诊系统，即可以与县级医院联动，指导诊断和治疗，也可与国内知名医疗机构专业团队建立合作联系，针对疑难复杂病例进行远程会诊、多学科诊疗，进而制订诊疗方案，实施个性化、规范化和精准化医疗。确保患者在地方也可以享受国内一流专家团队线上联合诊疗，而且可以使基层医生通过会诊学习上级医院专家临床思维和临床经验，了解病种诊疗新进展和新规范，便捷高效，医患双赢。

（三）多发性骨髓瘤区域协作网络建设

建立地区多发性骨髓瘤患者信息化管理平台，为区域内多发性骨髓瘤患者建立信息化档案，纳入患者疾病信息、病史和体检、检验、影像以及诊治、随访信息，在区域内应用，使得患者信息可以在不同医疗机构间共享，便于统一管理和随访，全流程管理。同时，对个案血液肿瘤病例信息采取管理和技术上的安全措施，保护患者隐私和信息安全。

第二节　加强血液肿瘤相关学科建设

血液肿瘤治疗并非单兵作战，一个血液肿瘤的治疗所涉及到的学科就是一个综合性医院，除了血液肿瘤专科医生，病理科、影像科、检验科等相关科室的配合非常重要。要加强医疗机构血液肿瘤科、内科、外科等相关科室的能力建设，使科室布局、人员配备、技术水平、质量管理、规章制度等与开展的血液肿瘤诊疗工作相适应。要顺利开展多发性骨髓瘤诊治，基本架构应该具备血液科，或者有血液组的内科为核心，至少需要检验科、病理科和影像科作为基本支撑学科，有条件的基层医疗结构还可以建设放疗科。要落实相关法律法规、规章和规定，对病理科、检验科、药学部门、影像科、核医学科等相关学科加强规范管理，为保证诊疗质量提供技术支撑。

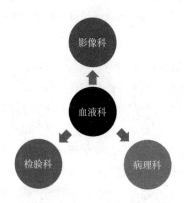

在强调血液肿瘤科相关手术科室的医师队伍建设的同时，强化血液肿瘤专科的临床药师的配备，强调病理医师、病理技师的配备和培训，提高病理诊断的能力；加强血液肿瘤专科临床药师培训，增强抗血液肿瘤药物和辅助用药的审方、点评、调剂能力，指导临床用药；加强血液肿瘤患者的护理人员的配备，为患者提供优质的护理服务，加强放疗的医师和技师平台支撑和科室人员的配备。

一、病理科

对于血液肿瘤疾病，病理科的重要性不言而喻。没有准确、规范的骨髓病理诊断，后续的治疗也是无稽之谈，因此加强病理科建设和规范管理是重要环节之一。

（一）加强医疗质量管理

从病理科医生入科第一天起，就必须从思想上认识到病理工作的极端重要性和病理诊断严格规范的重要意义；重视制度建设和落实，根据病理技术操作规范及科室的实际工作，制定出详细的核对签字制度、病理操作规范及质量管理制度；加强病理技术管理，保证切片质量；加强与临床的沟通管理，不断完善病理工作程序，消除潜在的医疗隐患；加强病理档案管理，提高病理工作质量。

（二）加强业务学习，不断提高病理诊断的准确性和规范性

病理诊断不准确、不规范，势必给临床诊治造成影响，影响医疗质量，构成事故和纠纷隐患，因此病理科室需要不断根据病理科基本规范以及相关血液肿瘤最新指南和最新进展进行系统培训学习。病理科医师通过病理报告给临床提供准确和规范的信息，这样病理诊断不仅能帮助确诊疾病，还能帮助临床医师制定治疗方案、判断预后、更深刻理解疾病的发生发展机制。开展科内

疑难病例会诊、科内业务学习，参加地区病理读片和省级、全国病理年会。病理科要靠自己精湛的技术和能力赢得临床的尊重，应该经常与临床沟通互动，到临床讲课、参与临床会诊以及多学科会诊。

（三）完善病理诊断的规范性

病理诊断是非常严肃和严谨的工作，但即使是在国内一线城市，不同医院病理科针对同一种疾病给出的病理诊断报告都存在不同程度的差异，提示病理诊断的规范性亟待提高，对于基层而言就更加需要注重规范性提高。病理诊断报告的规范化，不仅是指要对疾病做出明确诊断，还要提供有关治疗和预后判断的信息。规范性的病理诊断不仅有助于实现不同诊断医师对某一类疾病诊断的统一性，也有助于临床医生对该疾病的个体化治疗。

（四）病理科人才培养

病理科要确定合理的人员梯队规划，按照高级、中级、初级职称合适比例，以及本医院收治疾病谱和亚专业方向，确定人员结构及培养计划。对于新引进的医师，均进行详细、严格的规范化培养，逐步学习规范性取材、常规病理诊断、快速冷冻切片病理诊断；中级职称应指导住院医师发送病理报告，并探索自己的专业诊断方向；副高以上职称要稳定形成自己的专业方向。为每位病理科医生制定培训计划，计划要详细具体，可操作性强。对各培养对象每半年进行一次考核，提前达标的医师，迅即进入下一培训计划；反之，延长培训时间直至达标为止。

二、检验科（血液病实验室）

（一）检验科血液病诊断实验室的建设与管理

血液病诊断的实验室一般设置于检验科内，其既可用于血液病的实验诊断，又可为其他临床科室的血液检查服务；推荐由检验科和血液科共同建设管理，检验科主要负责仪器、实验技术、质量控制和管理，血液科主要负责血液病诊断实验的应用、评价、解释及新项目的开展等，既可以专业优势互补，又避免资源和空间浪费。

由于血液病的诊断需要以实验室所提供的检验结果或数据作为诊断的客观依据。因此检验科应具备检测血液、骨髓的细胞数量和形态学、流式细胞技术、免疫组化技术、细胞遗传学、生物化学、分子生物学相关的仪器、技术和能力。一般需要拥有全自动血细胞分析仪、骨髓细胞图像分析系统、流式细胞仪、染色体核型分析系统、全自动凝血检测仪、全血电阻法血小板功能检测仪、全自动免疫分析仪、荧光原位杂交（FISH）检测设备。

（二）检验科质量控制与管理

由于血液病的诊断在很大程度上需要依靠实验检查，为血液病诊断提供准确、可靠的实验数据，实验室的质量控制与管理至关重要。一方面，应从分析前、中、后各个环节认真抓好质量控制与管理，减少分析误差；另一方面，要积极参与省（市）、卫生管理部门及其国际权威机构（美国 CAP 组织）的实验室室间质评活动，以提高检测结果的准确度。

（三）检验科与临床的紧密结合

血液病的诊断是基于临床资料（病史、症状、体征），并借助检验、影像、病理等各种辅助检查结果，由临床医生进行科学的综合分析和思考，最终得出准确的结果。从事血液肿瘤相关检验的技术人员和临床医护人员要密切沟通，保持良好的协作关系。一方面，从事血液病实验检查的技术人员要走出实验室，定期参加临床血液病的会诊、病例讨论；当遇到异常实验结果与患者病情不符合时，技术人员必须到临床了解情况，查找原因，与临床医护人员讨论可能存在的情况。另一方面，血液科的临床医生也要到检验科进行轮转，学习、了解相关检查的方法、原理和结果意义。只有这样，血液病实验室才能更好地为血液肿瘤的诊断提供持续、有价值、可靠的支撑。

三、医学影像科

影像学检查对评估所有疑似多发性骨髓瘤的患者，以及监测接受强化治疗的患者的疾病反应很关键。多发性骨髓瘤患者影像学检查一般情况下首选横断面成像，包括 CT、PET/CT、MRI，因为其对大部分骨骼病变的检测敏感性高于 X 线片。目前地市级医院 CT 和 MRI 基本都有配备，而 PET/CT 至少应在地级市医院配备。除了基本设备配置外，放射科技师和医生的配备要到位，定期进行多发性骨髓瘤影像学检查适应证、临床意义和技术标准培训，做到合理选择、报告规范，为临床医生提供准确、规范的影像学报告，以利于更规范地进行诊断、治疗和随访。

四、护理学科

血液肿瘤科患者，病情多危重且较复杂，多伴有红细胞、白细胞、血小板水平均减少，凝血功能障碍，免疫功能低下，有局部或潜在重要脏器出血和感染的危险，随时可威胁患者的生命。又由于治疗以化疗、放疗、靶向治疗、干细胞移植为主，治疗过程中容易出现毒副作用，骨髓免疫抑制，需要经常输血，存在一系列风险和挑战。治疗过程中的病情观察、规范用药、药物不良反应处置、医院感染防控、危重症抢救等方面，对科室护理人员提出较高要求。因此血液肿瘤科护理人员要具有较强专科水平，要具备良好的沟通能力、协调能力、分析能力、应变能力、处理能力、突发事件应急能力。

血液肿瘤科护士应该具备以下方面的能力：规范输血的能力，做到及时识别和应对输血风险事件；静脉化疗的药物配置、化疗风险识别和应对能力，安全实施化疗的能力。熟悉血液科中常用的仪器设备，包括输液泵、层流床、中心静脉置管导管的管理、日常维护和安全使用。血液病患者经常伴有的出血、感染、贫血症状的识别和护理应对能力。

培训对提高护理人员技能水平与综合素质起到重要作用。应组建以护士长、主管护师为核心成员的技能培训管理小组，制定核心技能培训方案。针对低年资护士，对其基础知识、基本技能、专科知识、专科技能、沟通能力、协调能力、临床思维判断能力、突发事件应对能力、护理风险识别等方面进行培训，使之能更快地适应于血液肿瘤科室临床工作，减少护理纠纷，提高护理质量，保证安全。落实上岗前培训，加强传帮带，定期对危重症患者管理、患者健康教育等方面开展培训，落实培训考核和定期考核。

建立护理差错登记制度，对于血液肿瘤科护理工作中出现的风险事件要登记在册，明确风险背后的制度漏洞，不断降低护理风险。

第三节 血液肿瘤学科质量管理

一、落实血液肿瘤诊疗规范和临床路径

严格落实国家卫生健康委员会《关于加强血液肿瘤规范化诊疗管理工作的通知》《关于印发血液肿瘤诊疗质量提升行动计划的通知》相关精神，推行多发性骨髓瘤的"单病种、多学科"诊疗模式。严格落实血液肿瘤相关诊疗规范和临床路径，实施规范化诊疗。要根据患者基本情况，血液肿瘤病理分型、分期，分子生物学特征以及既往治疗等情况，合理选择手术、化疗、放

疗、生物靶向治疗、中医药等治疗方式。将个体化医学、精准医学理念融入血液肿瘤的诊疗。

二、抗血液肿瘤药物规范使用和管理

（一）控制抗血液肿瘤药物和辅助用药品种品规数量

要严格控制本机构抗血液肿瘤药物和辅助用药的品种数量，同一通用名称药物品种，其品规数量要作出限定。优先选用《国家基本药物目录》《国家基本医疗保险、工伤保险和生育保险药品目录》和新型农村合作医疗药品收录及国家谈判的药品。要明确抗血液肿瘤药物和辅助用药的分类使用原则、使用比例，不断降低辅助用药的使用比例。

（二）定期开展用药监测与评价

要定期收集、整理科室抗血液肿瘤药物和辅助用药使用情况，评估药物使用的合理性。地市级医院、县级医院要组织制订抗血液肿瘤药物和辅助用药临床应用专项评价方案，明确评价指标。每半年开展一次专项评价，有条件的地区可以采用信息化手段，加强抗血液肿瘤药物和辅助用药临床应用监测与评价。按照《抗血液肿瘤药物临床合理应用管理指标（2021年版)》进行点评、考核。

（三）落实处方点评及公示制度

组织医学、药学、医疗管理等多学科，对抗血液肿瘤药物和辅助用药处方及医嘱实施抽查点评。对用药适应证、用法、用量、疗程、配伍禁忌或者不良相互作用等情况进行点评和公示。对点评中发现的问题，进行跟踪管理和干预，点评结果作为科室和医务人员处方权授予及绩效考核的重要依据。

第四节　多学科诊疗实施和管理

血液肿瘤多学科诊疗（MDT）模式是指以患者为中心、以多学科专业人员为依托，为患者提供科学、适宜的治疗方案，改善血液肿瘤患者生存质量。

多发性骨髓瘤是血液系统的常见疾病，可出现广泛骨质破坏、贫血、高钙血症、高黏滞综合征、肾功能不全等一系列临床表现，需要血液内科、血液肿瘤科、肾内科、骨科、神经内科、心内科、康复科、病理科、检验科、放射科、超声医学科等多学科联合协作。

MDT团队的成立让多发性骨髓瘤疾病的综合诊疗

能力增强，有效地利用了医疗优势资源，可以弥补单一科室专业的局限性。多发性骨髓瘤多学科诊疗，有利于准确地进行诊断和分级，综合评估临床疗效和生活质量，制定科学全面的治疗决策，紧密结合多种治疗，支持和预后监测，动态评估评价手段，讨论、制定个性化的治疗方案。

一、理想的多学科诊疗

为了帮助患者及早诊断，血液科联合检验科开展 M 蛋白筛查项目，如果患者生化报告结果疑似，就要提高警惕，及时到血液科就诊，进一步排查多发性骨髓瘤。

一位多发性骨髓瘤患者从进入医院起，涉及的所有疾病都应得到专业的治疗。患者入院时由检验和病理科专家协助检查；化疗时发生感染，由呼吸科、影像学和药学专家讨论如何治疗。如果患者在血液科治疗的同时，发现有骨折或骨折高风险、截瘫，血液科会与骨科医生讨论如何化疗和手术的时机；肾功能或周围神经有损害，会有肾内科和神经内科的专家参与诊疗。针对一种疾病，多学科团队的不同科室专家从各自角度提出方案，经过反复讨论，为患者制定一个最适合的治疗方案。

多发性骨髓瘤的治疗过程中，并发症的处理往往是重中之重，为了更好地帮助患者减轻并发症的痛苦，MDT 由血液肿瘤中心牵头开展，需有血液科、血液肿瘤科、药剂科等科室参加。遇到多种并发症严重的患者，还能开展 MDT 特需门诊，各科专家将齐聚一室，从各自的专业角度为患者给出综合治疗建议。

二、因地制宜地开展 MDT 诊疗

对于地方区域，要实现真正的 MDT 任重而道远。首先应该推广多发性骨髓瘤 MDT 诊疗理念，在现有基础上，初步建立涵盖血液肿瘤科、检验科、病理科、药剂科、内科、外科的组织框架，确定以血液肿瘤科牵头实施的工作机制，由医务处负责协调相关科室开展工作。此外，建立与较大医疗机构的远程线上 MDT 是弥补区域 MDT 由于学科设置不全而技术能力欠缺的替代方案。

三、MDT 组织、管理与考核机制

（一）建立健全 MDT 组织架构

建立以医疗副院长为核心，以医务处和门急诊部为管理主体，以临床科室为实施主体，以相关科室为支撑的 MDT 管理工作架构，统筹推进 MDT 的制度设置、工作推进和管理工作。

（二）明确工作职责

（1）医务处设立专人负责 MDT 管理，负责工作制度制定、MDT 流程构建、MDT 专家团队建设、MDT 路径审批、MDT 组织协调和日常管理、执行监督。

（2）MDT 负责人：负责召集、协调 MDT 的顺利开展、督促落实 MDT 方案及结果评价（原则上必须为正高级职称，特殊情况可为副高级职称）。

（3）MDT 秘书：负责 MDT 的会议讨论的协调召集，会议内容记录，MDT 开展过程的资料收集整理，电子病历中 MDT 讨论记录录入，协助 MDT 负责人落实 MDT 方案及结果评价（原则上必须为中级以上职称）。

（4）MDT 参与相关科室人员：负责准时参加 MDT 会议讨论，配合 MDT 秘书的资料收集整理工作，积极落实 MDT 方案及结果汇总（原则上必须为副高级职称或高年资中级职称）。

（三）MDT 开展流程

1. 临床科室开展 MDT 的申报流程

（1）住院部：拟开展 MDT 诊疗科室确定疾病名称，填写 MDT 申报表，科室主任签字，交医务处备案、审定后可开展。

（2）门诊：确定疾病种类及拟开展 MDT 的名称，填写 MDT 申报表，科室主任签字，交医务处、门急诊部备案、审定后可开展。

2. 临床科室开展 MDT 的流程及工作职责 MDT 由参与科室的相关医务人员发起，通知 MDT 负责人或秘书，确定时间、地点，召集 MDT 相关参与科室人员进行 MDT 会议讨论，制定合理化治疗方案，由 MDT 相关医务人员落实执行治疗方案，由 MDT 负责人或秘书负责结果评价。

（四）MDT 的管理和考核

（1）住院部 MDT 管理由医务处负责，门诊 MDT 管理由门急诊部和医务处共同负责。计算机中心负责配合建立相应的管理信息化流程。

（2）由医务处负责对新开展的 MDT 进行督导评估，包括：开展 MDT 会议讨论的数量（至少每月 1 次），MDT 会议讨论的内容，专家签到，MDT 讨论记录，治疗方案的落实情况，病例治疗效果综合评价，以 MDT 为主题参加会议交流情况等。

（3）医务处每季度或者每年进行 MDT 开展情况考核评价，对开展 MDT 的科室或参与 MDT 诊疗的专家给予绩效考核奖励，从 MDT 开展数量、MDT 记录完整规范、讨论方案执行情况等方面进行量化考核，与绩效核算挂钩，从而提升 MDT 工作积极性。

第五节 多发性骨髓瘤纳入"慢性病管理" 新模式

目前随着对多发性骨髓瘤研究的不断深入，新型药物的出现使得多发性骨髓瘤患者生存期明显延长，多发性骨髓瘤的治疗随访出现了新的模式，即实施慢性病管理。慢性病管理作为一种疾病管理的新模式，有望在多发性骨髓瘤诊治的全过程发挥重要作用。将慢性病管理模式应用于多发性骨髓瘤患者，通过给多发性骨髓瘤患者提供全面、主动、持续的管理措施，旨在实现多发性骨髓瘤的早期诊断、早期干预，延缓疾病发展，改善生活质量，延长患者生存时间，减少并发症，降低医疗费用的目的。

《中国防治慢性病中长期规划（2017—2025 年）》指出我国慢性病防控管理重点是发展以慢性病防控公共政策为主的防控体系，强调疾病防控要落实到社区，注重疾病预防，把公共卫生事业作为工作的重心，构建出一个政府主导、全社会共同参与的机制。多发性骨髓瘤患者的慢性病管理模式，在宏观层面要做到政府制定良好的政策，加强部门合作，加大资源投入，加强人才培养和创新激励，在微观方面要做到多发性骨髓瘤化疗或移植后维持治疗，进入慢性病管理模式。

多发性骨髓瘤患者的慢性病管理模式包括治疗前的管理、临床治疗管理、治疗后的管理。

多发性骨髓瘤起病隐匿，症状不典型，与其他科室疾病很难区分，容易导致患者延误最佳治疗时机。90%以上的患者在发病初期仅表现为贫血或骨痛，还有约50%表现为肾脏功能损伤。中老年人如果出现不明原因的贫血、骨痛、病理性骨折、肾功能不全、高钙血症和反复感染等症状，应注意完善电泳检测 M 蛋白含量、必要时行骨髓细胞学检查等排查骨髓瘤可能，以实现早诊早治，减少患者并发症出现，延长生存期。M 蛋白的筛查作为一种廉价、方便的筛查手段，可能为中国多发性骨髓瘤防治带来福音。

除了尽早诊断多发性骨髓瘤外，尽早对其治疗也是延长患者生存期的重要举措，患者对治疗更好的反应意味着更好的预后及更长的生存时间。综合性的护理干预，包括心理护理、并发症的预防护理及支持对症处理，也在多发性骨髓瘤患者的慢性病管理模式中起着重要作用，正确的综合性护理干预可以使患者获得更高的缓解率、更低的并发症发生率。

治疗后管理需要构建完整的随访队伍，通常由血液专科医生和护理人员，以及全科医生对患者的疾病及其危险因素进行定期、全面的监测，目的是延缓疾病进程，延长患者生存时间，降低医疗费用，提高患者的生活质量。落实定期随访监测，地市级和县级医疗结构应该建立多发性骨髓瘤患者的随访档案，针对不同类型，按照诊疗规范要求，进行规律、规范的定期随访监测、疗效评估，及时发现疾病进展和复发，延长生存期，提高生活质量。

只有患者及其家属、广大医务工作人员和社区工作人员三者之间紧密联合，共同努力，才能保障多发性骨髓瘤慢性病管理的顺利进行。患者及家属要积极发挥主观能动性，加强对疾病知识的了解，提高对治疗的依从性，定期体检，按时服药。其次，医务人员要更加注重对患者的健康教育，采用多种途径定期开展关于多发性骨髓瘤预防和自我管理的专业讲座，提高患者及广大人民群众对多发性骨髓瘤知识的了解程度。同时，社区工作人员要建立个人健康档案，了解患者需求，定期组织专家进行讲座和义诊服务。

第二章　多发性骨髓瘤的全流程管理

多发性骨髓瘤（MM）是一种好发于老年人的恶性浆细胞肿瘤，随着新型治疗药物及治疗理念的出现，多发性骨髓瘤的生存率已有显著改善，但迄今仍是不可治愈的疾病。融入全流程管理的慢性病管理模式已成为多发性骨髓瘤诊治的主流，对患者的整体生存及生活质量提高有着非常重要的作用。

多发性骨髓瘤的全流程管理涉及多方面、多学科、多步骤的医患双方的共同参与，反映整体诊治的优势，既体现规范性又考虑个体化，权衡可能的获益与不良反应，才能给患者最合适的治疗选择。因此，建立多发性骨髓瘤完善的全程诊疗体系，进行多层次、制度化、信息化管理，将有助于提高多发性骨髓瘤的总体诊治水平。

第一节　多发性骨髓瘤的早期筛查

多发性骨髓瘤的早期筛查组建科普宣教、患者教育平台及多学科交流平台。

多发性骨髓瘤科普宣教、患者教育平台的组建，对相关知识的普及、宣讲，使多发性骨髓瘤患者在疾病早期阶段就被识别出来，并明确其进展为需要治疗多发性骨髓瘤的风险度，制定合理的随访措施，将很大程度上改变目前大多数多发性骨髓瘤一旦被诊断就是晚期的临床现状。几乎所有的多发性骨髓瘤都会经历意义未明的单克隆球蛋白血症（MGUS）阶段，MGUS 的发病率随年龄增长而增加，60～80 岁人群的年发病率为 2%～5%。有报道，在随访 MGUS 过程中诊断的多发性骨髓瘤患者，疗效更好、并发症更少。因此，对年龄 60 岁以上的体检者、门诊患者常规进行 M 蛋白电泳筛查，是早期诊断多发性骨髓瘤及提高疗效的可行方法。

多发性骨髓瘤的临床表现涉及全身多个系统，加强多学科交流，也有助于减少延误多发性骨髓瘤的诊治。多发性骨髓瘤常伴有多发性溶骨性损害、高钙血症、贫血、肾脏损害、球蛋白增高或降低。对于老年患者出现上述表现时，务必要考虑多发性骨髓瘤的诊断。在患者教育平台及多学科交流平台进行相关知识宣教，是减少多发性骨髓瘤误诊、漏诊的重要措施。

第二节　多学科团队的全程参与

正确诊断是获得满意疗效的前提。诊断层面，按照国内外指南的诊断标准，典型多发性骨髓瘤病例的诊断并不困难。对一些表面似乎满足诊断标准，但症状的逻辑性欠缺的患者，尤其需要多学科团队的参与，以减少误诊或过度治疗。鉴于多发性骨髓瘤好发于老年人，合并其他疾病或发生 MGUS 的概率较高，如骨转移性肿瘤、高血压或糖尿病继发的肾损害等；又如与肿瘤负荷不符的贫血及器官功能损害；又如发生在 40 岁以下患者的多发性骨髓瘤。诊断的关键是明确骨髓瘤与相应表现的因果关系。避免将无需治疗的 MGUS 合并其他疾病当做多发性骨髓瘤进行过度治疗，而漏诊真正需要治疗的其他疾病。这也是多学科团队早期介入的意义所在。

患者一旦确诊为需要治疗的多发性骨髓瘤，组织多学科参与的患者基线肿瘤负荷及器官功能的评估。评估治疗的迫切性及是否存在治疗的反指征，同时注意业已存在的器官功能损害与药物潜在不良反应的叠加效应。对于病理性骨折或脊髓压迫的患者是否需要手术及手术时机，肾功能不全患者是否需要血液透析，活动性感染的防治，乙型肝炎病毒及带状疱疹病毒再激活的预防，深静脉血栓的风险评估及预防等，综合多学科团队的意见，按主诊科室负责制执行，以减少或避免在治疗过程中发生不良反应的风险。一旦发生，则转入多学科参与的治疗模式。

对于新近用于多发性骨髓瘤的新型治疗，如以CART为代表的免疫治疗，需严格按照流程进行，多学科团队全程参与，以最大限度保证患者安全。

第三节　临床路径的规划

对于业已成熟但当地不能实施的治疗手段如自体造血干细胞移植，可建立双向转诊制度，到具有资质的医疗机构实施。

有条件的医院建立浆细胞疾病亚专科。参照国内多发性骨髓瘤指南，制定适合大多数当地多发性骨髓瘤患者的临床路径。患者基线检查应尽可能全面，如肿瘤负荷、细胞遗传学风险度、器官功能。根据患者的虚弱度评分，将患者区分为是否适合自体造血干细胞移植。诱导治疗选择含硼替佐米和/或来那度胺加地塞米松±CD38 单抗的方案，具体实施时应按患者的状况进行调整及方案切换。

对于自体造血干细胞移植后的患者，根据缓解深度，可以考虑两个疗程的巩固治疗，然后进行单药或双药的维持治疗。不适合移植的患者可采用持续治疗，或取得最大化疗效后进入维持治疗。

准确的疗效评估是成功治疗的关键之一。按照指南组织专科医生学习疗效评估标准并进行考评。避免一些既无必要也不合理的检查，如每疗程进行骨髓及细胞遗传学评估。M 蛋白水平的增减始终是初诊多发性骨髓瘤疗效评估的核心。

合理的定期随访是管理多发性骨髓瘤患者的有效途径。如治疗过程中出现新症状或病情反复，则随时就诊。建立患者随访体系，定时录入随访信息（包括疗效、不良反应、治疗方案、生存状况等）。

对于复发难治多发性骨髓瘤患者，按照初诊患者的流程重新进行评估。治疗选择上尽量选择无交叉耐药的方案。推荐与上级医院进行交流以选择合适的治疗方案或参加临床研究。

第四节　并发症及合并症管理

多发性骨髓瘤患者常伴有多发性骨病、贫血、肾脏损害，而且易发感染。对于肿瘤控制良好，但相应症状缓解不明显的患者，寻求多学科团队的配合，如抑制破骨细胞活性、促红细胞生成素、手术、放疗、肾受损管理、感染预防等。对于肿瘤晚期缺乏治疗手段的患者，疼痛管理、输血支持也可部分缓解患者症状，改善生活质量。

要熟悉各种治疗多发性骨髓瘤药物的常见不良反应及代谢途径。结合患者的基线业已存在的症状选择合适的药物。如有神经损害的患者暂时避免或减少硼替佐米剂量，肾功能受损患者应根据肌酐清除率调整来那度胺计量。任何新出现的不良反应均应按相关流程上报。

多发性骨髓瘤患者往往有共病存在，如糖尿病、高血压、冠心病甚至二次肿瘤。需按疾病的轻重缓急，多学科参与，选择合适的治疗措施。

第五节 抗肿瘤药物的拓展性应用和临床研究

由于多发性骨髓瘤的不可治愈性，对一些特定患者会尝试超说明书用药。如目前的说明书相关的诊疗指南规范当中，没有明确相应的适应证，但是有明确的循证医学证据支持的抗肿瘤药物，在没有其他更好的治疗手段的情况下进行拓展性应用。但是拓展性应用要进行严格管理，完善相关制度，经过临床药学等相关专业专家的讨论，并且要经过医疗机构的批准。要充分告知患者用药的必要性、医疗费用、保障政策、存在的风险，取得患者或者家属的书面同意，这样保障医患双方的权益。

多发性骨髓瘤治疗领域有大量的新型治疗正在进行临床研究，无论是研究者发起的临床研究（IIT）还是新药临床试验（IND），关键是要符合相应法规的要求，包括《医疗卫生机构开展研究者发起的临床研究管理办法（征求意见稿）》《医疗技术临床使用管理办法》《药物临床试验质量管理规范》。规范开展临床试验和临床研究，严格管理。

正是由于多发性骨髓瘤的不可治愈性，研究疾病的流行病学、发病机制、生物标记物和预后体系的建立就显得尤为重要。这涉及临床数据的管理、大数据分析、生物样本的保存及与其他科研机构的合作。结合疾病的特征，在遵循患者知情同意、符合相关法规的基础上，从医院层面统筹管理。

多发性骨髓瘤的全流程管理流程见图2-1。

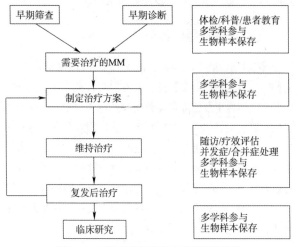

图2-1 多发性骨髓瘤的全流程管理流程

第三章 多发性骨髓瘤医院管理

第一节 实验室组织框架及人员岗位设置

一、实验室组织框架

多发性骨髓瘤（MM）检测实验室应包括细胞形态学实验室、流式细胞学实验室、遗传学实验室、分子生物学实验室、造血干细胞冻存实验室及其他实验室。一些与多发性骨髓瘤患者诊断、判断疗效、评估预后有重要意义的检测项目如血、尿蛋白电泳，免疫固定电泳；血浆游离轻链等一般在医院检验科进行检测，有条件的单位亦可放在血液科其他实验室进行检测，但需要进行严格的人员、操作环节管理和检测质控管理。各实验室设置及其在多发性骨髓瘤诊治过程中所负责的检测内容见图 3－1。

二、实验人员及岗位设置

多发性骨髓瘤实验室结合检测项目需求及实验室购

置，设置实验室主任 1 名，主持实验室全面工作；副主任 2 名，主管相关业务及管理工作，包括人员管理和实验室设备及流程管理。下设的各个检测实验室结合实际样本量，配置不少于 2 人，方便正常工作的开展和运行（图 3 - 2）。

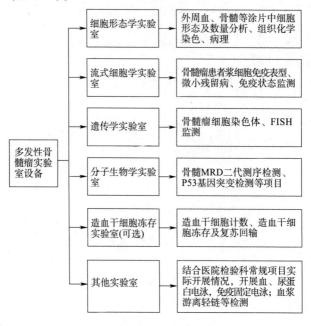

图 3 - 1　实验室组织框架及检测内容

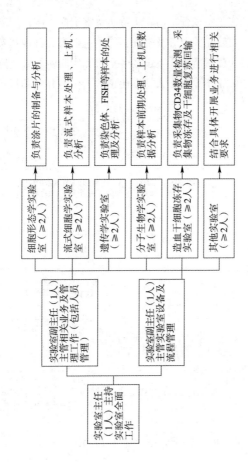

图3-2 实验人员及岗位设置

38

第二节　实验室检测及质控标准操作程序

一、多发性骨髓瘤实验室检测标准操作程序（SOP）

实验室检测应紧密围绕多发性骨髓瘤患者临床需求开展相应检测项目；结合检测内容、样本进行规范化操作，切实做到样本的充分利用及检测流程的规范化。整体按照样本采集接收、检测项目、检测流程、结果反馈4个方面进行把控（图3-3）。

（一）样本采集接收

多发性骨髓瘤患者样本由临床医师进行骨髓及外周血等样本的采集，交接至实验室，由实验人员核对样本检测信息，包括患者基本信息、检测项目、标本质量三个方面。标本质量应核对检测项目与样本采集试管、检验标本数量等是否匹配，例如进行多发性骨髓瘤微小残留病检测时样本量是否满足检测需求等，如遇到特殊情况应及时与临床管床医师联系并解决（图3-4）。

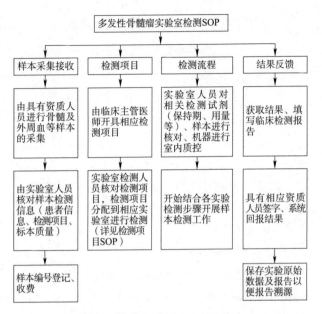

图3-3 多发性骨髓瘤实验室检测SOP

（二）检测项目SOP

检测项目由临床主管医师开具相应检测项目申请，按检验项目种类由各实验室分别领取，依据项目进行相关检测（多发性骨髓瘤患者化验检查一览表，表3-1）。

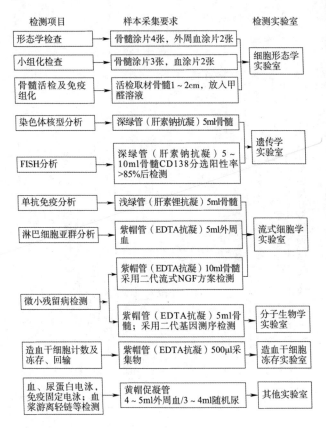

检测项目	样本采集要求	检测实验室
形态学检查	骨髓涂片4张，外周血涂片2张	细胞形态学实验室
小组化检查	骨髓涂片3张，血涂片2张	
骨髓活检及免疫组化	活检取材骨髓1~2cm，放入甲醛溶液	
染色体核型分析	深绿管（肝素钠抗凝）5ml骨髓	遗传学实验室
FISH分析	深绿管（肝素钠抗凝）5~10ml骨髓CD138分选阳性率>85%后检测	
单抗免疫分析	浅绿管（肝素锂抗凝）5ml骨髓	流式细胞学实验室
淋巴细胞亚群分析	紫帽管（EDTA抗凝）5ml外周血	
微小残留病检测	紫帽管（EDTA抗凝）10ml骨髓采用二代流式NGF方案检测	
	紫帽管（EDTA抗凝）5ml骨髓；采用二代基因测序检测	分子生物学实验室
造血干细胞计数及冻存、回输	紫帽管（EDTA抗凝）500μl采集物	造血干细胞冻存实验室
血、尿蛋白电泳，免疫固定电泳；血浆游离轻链等检测	黄帽促凝管4~5ml外周血/3~4ml随机尿	其他实验室

图 3-4 多发性骨髓瘤实验检测样本采集 SOP

表3-1 多发性骨髓瘤患者化验检查一览表

检查项目		初治多发性骨髓瘤患者	缓解多发性骨髓瘤患者（未得 VGPR 以上）	复发多发性骨髓瘤患者	其余每疗程
多发性骨髓瘤细胞检测	骨髓涂片	√	√	√	√
	血 β₂-MG	√	√	√	√
	尿 β₂-MG	必要时	必要时	必要时	必要时
	血清蛋白电泳及尿蛋白电泳，尿免疫固定电泳	√	√	√	√
	血清游离轻链（FLC）	√	√	√	√
	血轻链定量	√	√	√	√
	尿轻链定量（24 小时）	√	√	√	√
多发性骨髓瘤细胞免疫表型	单抗免疫分型	√	√（NGF MRD）	√	√
	骨髓活检（免疫组化）	√	√	√	√

检查项目		初治多发性骨髓瘤患者	缓解多发性骨髓瘤患者（获得 VGPR 以上）	复发多发性骨髓瘤患者	其余每疗程
多发性骨髓瘤细胞遗传学					
多发性骨髓瘤细胞检测	CD 138 分选 FISH 检测	√		√	
	染色体	√		√	
免疫微环境	T,B,DC 细胞亚群 Th1/Th2 细胞因子	必要时	必要时	必要时	必要时
	免疫检查点 PD - 1	必要时	必要时	必要时	必要时
骨病检测					
并发症	影像学检测	√	√	√	√
	骨标三项	√	√	√	√
	成骨前体细胞	必要时	必要时	必要时	必要时
	破骨前体细胞	必要时	必要时	必要时	必要时

检查项目		初治多发性骨髓瘤患者	缓解多发性骨髓瘤患者（获得 VGPR 以上）	复发多发性骨髓瘤患者	其余每疗程
并发症	**肾病检测**				
	尿微量白蛋白肌酐比值（ACR）	必要时	必要时	必要时	必要时
	血/尿胱抑素 C（CysC）	必要时	必要时	必要时	必要时
	血/尿中性粒细胞明胶酶相关脂质运载蛋白（NGAL）	必要时	必要时	必要时	必要时
	尿损伤分子 1（KIM-1）	必要时	必要时	必要时	必要时
	尿视黄醇结合蛋白（RBP）	必要时	必要时	必要时	必要时
	24 小时尿 M 蛋白定量	√	√	必要时	必要时
其他检测	血、尿、便常规	√	√	√	√
	肝肾心功能	√	√	√	√
	血脂	√	√	√	√
	电解质	√	√	√	√

检查项目		初治多发性骨髓瘤患者	缓解多发性骨髓瘤患者（获得 VGPR 以上）	复发多发性骨髓瘤患者	其余每疗程
其他检测	血糖		√	√	√
	血型	必要时	必要时	必要时	必要时
	凝血功能	√			
	HIV、梅毒、肝炎	√	√（既往有输血史）	√	√（既往有输血史）
	病毒全套		必要时	√	必要时
	EPO 水平检测	贫血时	贫血时	贫血时	

45

1. 形态学检查　取骨穿后第一滴骨髓液涂于载玻片上，一般涂片 10 张，铅笔标注姓名、样本类型后送检。由具有资质的实验人员分析骨髓涂片，并依据"血细胞形态学分析中国专家共识（2013 年版）"骨髓穿刺涂片报告示例书写报告并签字，再由上一级实验室检测人员核对签字后方可回归临床。形态观察中需结合骨髓瘤特点，报告各阶段浆细胞比例、形态特征。

2. 流式细胞术检测　对于初治、复发患者进行表型的检测，可用于临床提供克隆性浆细胞证据及浆细胞克隆演变证据。对于治疗后获得 CR 以上患者需进行微小残留病灶（MRD）检测，二代流式（NGF）方法检测是目前在国内落地性强且与国际检测标准接轨的检测方法，可较好地用于评估多发性骨髓瘤患者治疗后 MRD 情况。此外，流式细胞术检测可用于多发性骨髓瘤患者全疗程免疫状态评估(图 3–5)。在流式检测中，免疫表型的检测需要采用 4 色以上流式检测，应包括针对如下分子的抗体：CD19、CD38、CD45、CD56、CD20、CD138、κ 轻链、λ 轻链；有条件的单位加做针对 CD27、CD28、CD81、CD117、CD200、CD269 等的抗体。流式细胞术检测 MRD 需注意获取细胞数在 10 万个以上，有条件的单位可以开展二代流式检测，需确保单管细胞获取数在 500 万个以上。流式检测抗体配色可参照"多发性骨髓瘤流式抗体检测表"，对于预留通道可检测 CD117、CD81、CD27、CD28、CD20、CD22、CD200、CD269 等（表 3–2）。对于免疫状态的检测目前并无统一检测标准，可结合单位情况，开展 T、B、NK 淋巴细胞亚群、免疫检查点等检测。

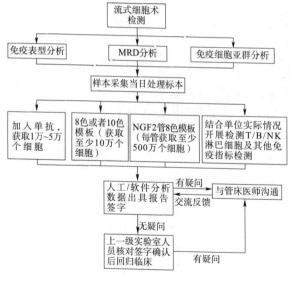

图 3–5　流式细胞术检测 SOP

表 3 - 2 NGF 的抗体方案

	BV421	BV510	FITC	PE	PerCP - Cy5.5	PE - Cy7	APC	APC - C750
管 1	CD138	CD27	CD38	CD56	CD45	CD19	CD117	CD81
管 2	CD138	CD27	CD38	CE56	CD45	CD19	Cyκ	Cyλ

3. 分子生物学检测　基于二代测序（NGS）检测多发性骨髓瘤患者 MRD 具有通量高、灵敏度高等优势。MRD 在多发性骨髓瘤对患者预后评估有重要临床价值，国际骨髓瘤工作组在 2016 年增加 MRD 检测作为多发性骨髓瘤治疗应答标准，其检测方法主要包括二代流式细胞术和 NGS 两种。NGS 主要通过检测目标基因是 IG 基因克隆性重排（IGH 和/或 IGK 基因克隆性重排的类型和序列）来监测多发性骨髓瘤患者 MRD，因此，需要在多发性骨髓瘤患者初治时确定肿瘤浆细胞 IG 克隆性重排才能在后续开展 MRD 监测。相关检测内容主要包括核酸（DNA）的提取、文库制备与测序、生物信息学分析以及报告出具（图 3 – 6）。需要注意的是，核酸提取量对后续结果有重要影响；文库制备质量直接影响有效读段，对后期测序数据有直接影响；测序时对照样本的设置也影响后续数据分析。MRD 阴性在不同的检测灵敏度时所需要的 DNA 输入量及总测序数据量也不一样。对这些因素应在实验过程中严格把控。

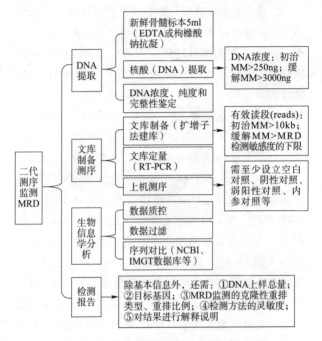

图 3 – 6 NGS 监测 MRD SOP

4. 细胞遗传学检测 细胞遗传学异常对多发性骨髓瘤患者判断预后、选择治疗方案等具有重要临床意义。常规染色体显带及荧光原位杂交（FISH）检测是细胞遗传学分析的两个重要手段。多发性骨髓瘤样本可选择 CD138 磁珠分选富集多发性骨髓瘤细胞后再进行检测，以提高异常核型的检出率。染色体检测大致分为前期样本处理（细胞培养液、染色体收获、染色体标本显带）和分析两个步骤(图 3 - 7)。前期样本处理按照实验步骤进行，核型分析时需在显微镜下观察 20 个以上中期分裂象细胞，如已经发现异常克隆可不强求此数。荧光原位杂交检测对分选后 CD138$^+$ 细胞进行固定，探针杂交变性、检测。检测探针应包括 IgH 重排、17p 缺失（p53 缺失）、1q21 扩增；若荧光原位杂交检测 IgH 重排阳性，则进一步检测 t(4；14)、t(11；14)、t(14；16)、t(14；20)（图 3 - 8）。异常信号阈值判定目前针对多发性骨髓瘤检测国内尚无统一指南，可参照 FISH 检测判读标准。

5. 造血干细胞冻存实验室　自体造血干细胞移植是多发性骨髓瘤患者治疗的重要手段。自体造血干细胞移植大致分为移植患者的筛选、诱导治疗、造血干细胞的动员采集、造血干细胞冻存、造血干细胞回输及后续监测。实验室主要负责干细胞冻存及回输工作。造血干细胞冻存大致分为采集物倒袋、离心、去血浆、与冻存液混合、程序降温仪降至 - 80℃、液氮 - 196℃长期保

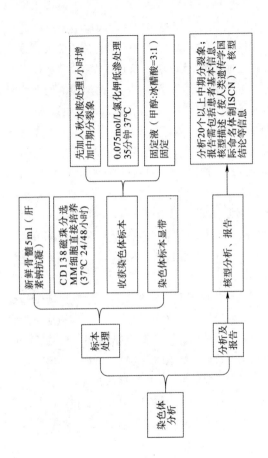

图3-7 染色体核型分析SOP

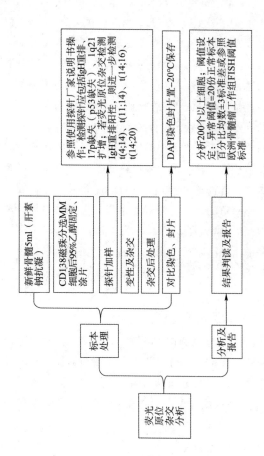

图3-8 荧光原位杂交（FISH）检测SOP

53

存几个步骤（图3-9）。采集物需要在采集后24小时内处理完毕，期间4℃保存。离心需调整至4℃1000～1500r/min。冻存液DMSO使用终浓度为10%。干细胞复苏回输时水温控制在40℃，1分钟内处理好后交至护士进行回输。CD34计数是造血干细胞冻存数量及回输数量的重要依据，除了做好外周血、采集物CD34检测的室内质控，还需要参加国家卫生部门临床检验中心质控。就检测方法CD34检测有单平台检测和双平台检测方法，首选单平台检测。对于需要进行异基因造血干细胞移植的多发性骨髓瘤患者，供者采集物处理流程包括CD34计数；离心后去上清，加入与采集物等体积的生理盐水后交由护士回输。如供者采集物富余，临床要求冻存时按照自体干细胞移植冻存步骤进行。

（三）检测流程SOP

实验人员对检测试剂存量、保质期等进行核对；每次对临床样本进行检测前对需要使用的检测机器进行室内质控。同时定期参与国际、国内、区域或联盟团体的室间质控检测。确保检测流程的准确性和一致性。

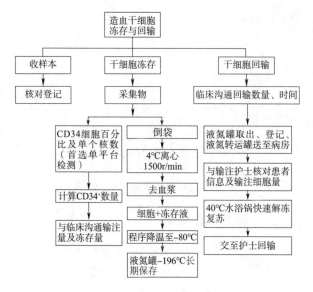

图 3-9 造血干细胞冻存与回输 SOP

（四）结果反馈 SOP

首次检测警戒结果应及时与临床医师电话沟通联系，将报告时间及报告人员进行登记；实验室获取相关结果后，按照标准格式填写检测报告，报告包括患者基本信息、检测结果、结论等内容，检测人员签字后，由上一级实验人员对报告核对、签字后返回临床或门诊报告中心。对原始数据要进行保存，以便报告溯源。对检测标本及检查单要进行保存（图 3 – 10）。

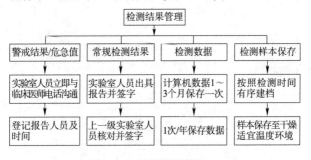

图 3 – 10　检测结果反馈 SOP

二、质量控制 SOP

实验室检测报告的质量控制是保证检测报告准确性的重要环节。检测实验室依据自身实验室条件，参加美国病理协会组织的 CAP 认证和中国的 ISO15189 认证，获得医学实验室或临床医学实验室资质认可。认证不仅仅能促进检验过程的质量控制，同时对一些非检验过程，包括实验室的安全、实验室环境、检测设备性能、实验人员能力、相关管理文件控制系统的有效性等都作出了相应的检测评价。

依据样本检测过程可大致分为：分析前质量控制、分析中质量控制、分析后质量控制，其质控内容依次着重在样本质控、检测质控、报告质控。

样本质控注意样本编号、采集前放置时间长短、采集样本所用的抗凝试剂、样本运输、接收和保存。已确认样本在采集后与到达实验室处理前的时间内样本得到正确妥善的保运，为后续检测奠定良好的检测标本基础。

检测质控需要注意两部分内容，即室间质控与室内质量。室间质控要求实验室参加国际、全国、区域或联盟团体组织的室间质控检测，确保检测报告的准确性。如国家卫生部门临床检验中心开展的室间质控（NCCL），通过参加 NCCL 定期组织的室间质控项目，以确保检测结果的准确性。比如流式细胞术检测淋巴细胞亚群、CD34 计数、血细胞形态学检查等室间质控。一些检测标准目前暂无全国性室间质控，如 MRD 检测等。这些检测项目可参加区域或者联盟团体组织的培训和定期的室间质控。室内质控需要进行机器、检验样本、质控品等环节的把控，尤其是检测机器如流式细胞仪、PCR 仪等大型精密仪器的日间质控，应有专人负责并登记结果，在质控合格后再进行样本检测。

临床检测还需注意报告质控。一般由检测人员书写检测报告，由上一级实验人员核对后签字返回临床。如遇到结果解读问题，需及时与临床取得沟通后回复报告。另外要做好检测数据的存档管理，以便溯源（图3-11）。

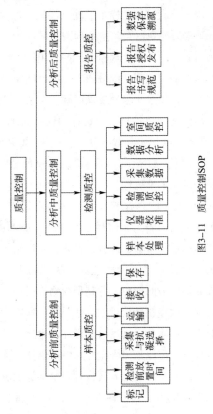

图3-11 质量控制SOP

第三节 实验室安全及制度规定

一、实验室安全管理

实验室安全是开展检测工作的基础。实验室安全包括实验人员安全、实验操作安全、设备安全、危险化学品安全、消防安全等。人员安全是重中之重，也是最为重要的管理环节，需要提高实验人员自我安全意识，熟知实验室各项安全制度并切实落实在实际工作中，这是实验室安全保障的根本，也是切实有效的管理办法。实验操作安全包括实验试剂、玻璃器皿、用电用水等安全的管理。设备安全包括对设备的正常维护、有专人管理使用。危险化学品安全包括危化品采购、使用、台账的记录等。消防安全包括消防意识、消防器材的摆放、使用、更换等内容。

制定切实有用培训机制、巡查机制及治理机制，能有效保障实验室安全。

定期给实验人员进行实验室安全培训，以其他发现事故例子或巡查发现危险作为培训内容，不断强化实验人员的安全意识。制定日常安全巡查、综合性隐患排查、季节性隐患排查、节假日前隐患排查、事故类比隐患排查制度，定期开展排查。对排查出来的隐患能立即处理的立即处理，无法立即处理的上报医院有关部门协助处理（图 3 - 12）。

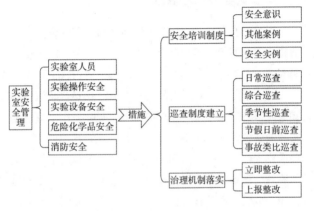

图 3 - 12　实验室安全管理

二、实验室制度规定

（一）实验室安全管理制度

实验室是科研教学的重要场所，在做实验时要始终贯彻"安全第一"思想，确保人员和设备的安全。

（1）实验室主任为实验室安全责任人，实验室指派一名安全员,协助安全责任人,具体负责实验室的安全保卫等工作。安全责任人要经常进行安全检查,杜绝一切责任事故的发生。因工作不力或玩忽职守造成事故者要追究责任,直至刑事责任。

(2)防火防盗,加强实验室安全保卫工作。本室工作人员实行戴证上岗,工作中严格遵守其岗位制度,非实验室工作人员,未经批准不得随意进入实验室,严禁私人物品放入实验室。

(3)按照有关规定,贵重物品和高档设备要专人保管。

(4)加强对水、电、气、火源的管理,要经常检查管道线路及开关的安全。室内严禁擅自乱拉电线,严禁带事故隐患运行;要正确使用和维护电子和电气设备,非工作时不得使用空调、烘箱和电炉等。

(5)防火、防盗的安全防范措施要经常检查,按规定放置的消防器材,不得挪作他用。

(6)仪器设备使用应严格按实验程序和操作规程进行。在使用过程中要有人值班,下班时负责关掉各种开关,进行安全检查。

(7)加强保密工作,严格执行国家有关保密规定。

(8)定期打扫卫生,保持实验室设备整洁,保持室内外环境清洁卫生。

（9）实验室内不准吸烟，不准留客闲谈，不得打逗娱乐。

（10）一旦发生事故，应及时上报，配合有关部门查明原因，分清责任。对违反安全规定造成事故的，要追究个人责任，并实行惩罚制度；情节严重者，除经济赔偿外，还要酌情给予行政处分或追究刑事责任。

（11）为了加强实验室安全管理，保证实验室及个人财产的安全，实验室安装了门禁考勤系统，实验室的人员、学生需持门禁 IC 卡刷卡进出，通过本系统控制实验人员进出并且记录刷卡进出人员的信息。而无卡人员未经实验室工作人员允许一律不能进入实验室内。

（二）危化物品的安全管理制度

（1）使用危险物品的实验室要制定危险物品安全使用操作规程，明确安全使用注意事项。在带电、高压气体、高温、强酸强碱、易燃易爆、同位素等危险品放置处，设立明显的警示标志。

（2）建立健全剧毒、麻醉、腐蚀性极强药品的领取和发放制度，并由专人负责，要建立账目，账目要日清月结，做到账物相符。

（3）对易燃、易爆、剧毒及其他危险化学品，必须分类分柜存放，指定工作责任心强、具备一定保管知识的专人负责管理。注意防水、防高温、防电火花、防晒，通风良好。对剧毒物品严格安全措施，坚持两人管理，两把锁锁门，两人一起领用制度。

（4）易燃、易爆、剧毒及强酸等易发生重大伤害事故的化学危险品，不得在实验室内大量、长期存放，严防发生丢失、被盗和其他事故。存放地点，要设防盗报警设施。

（5）对存放中的危险物品要经常检查，及时排除不安全隐患，防止因变质分解造成自燃、爆炸事故的发生。

（三）实验室消防安全

（1）各实验室必须配备适用足量的消防器材，置于明显、方便取用之处，并指定专人负责，妥善保管。各种安全设施不准借用或挪用，要定期检查，发现问题，及时采取补救措施。

（2）经常保持实验室设备、设施、室内、室外环境清洁卫生。设备器材摆放整齐，排列有序，保持走道畅通。严禁走廊堆放物品阻挡消防安全通道。

（3）实验室工作人员应明了消防器材的放置地点，学习消防知识，熟悉安全措施，熟练掌握消防器材的使用方法。如遇火灾事故，应及时切断电源，冷静处理。

（4）实验室要把安全知识、安全制度、操作规程等列为实验教学的内容之一，新进实验人员必须先接受安全教育，掌握基本安全知识和技能。

（5）实验室应有严格的用电管理制度，对进实验室工作或学习的人员，应经常进行安全用电教育，严禁超负荷用电。

（6）电、水、气等设施必须按有关规定规范安装，不得乱拉、乱接临时线路。定期对实验室的电源、水源、火源等方面情况进行检查，并做好检查记录，发现隐患应及时处理。

（7）无需配备加热设备的实验室严禁使用电加热器具（包括各种类型的电炉、电取暖器、电水壶、电煲锅、电热杯、热得快、电熨斗、电吹风等）。如必须使用加热电器及酒精灯，必须有人看守，用后及时熄灭、断电。实验室使用电温箱不能高温过夜。

（8）各实验室要建立安全值班、安全日查制度。实验室值班人员或工作人员下班时，必须按照医院安全日查的有关规定，每天进行安全日查工作并做好登记。实验结束后要及时关闭实验仪器设备，切断电源、水源、气源，整理好现场，关好门窗后方可离开。

第四章　开展多发性骨髓瘤
防治科学研究

多发性骨髓瘤常伴有多发性溶骨性损害、高钙血症、贫血、肾脏损害，而且患者易发生感染，正常免疫球蛋白的生成受抑等，并发症多且杂。多发性骨髓瘤的危害众多，需积极开展多发性骨髓瘤的防治工作。

第一节　提高对多发性骨髓瘤的认知

一、提高公众对多发性骨髓瘤的认知

多发性骨髓瘤是一种血液系统的恶性肿瘤。在我国，多发性骨髓瘤的发病率为十万分之一至十万分之二，已超过急性白血病，位居血液系统恶性肿瘤的第二位，发病年龄大多在 50~60 岁，男女之比为 3:2。临床上发现的年轻病例仅 20 岁。

目前，公众对多发性骨髓瘤的认知程度普遍偏低，导致延误治疗时机、预后较差。临床发现，近三分之二的患者确诊时已处于疾病晚期。多发性骨髓瘤虽变化多端，出现以下这几种情况，就要高度警惕。

（1）不明原因的骨折，俗称病理性骨折。

（2）不明原因的腰痛，且持续不缓解，尤其反复发生腰椎压缩性骨折时。

（3）不明原因的高钙血症，表现为心律失常，嗜睡，甚至是昏迷。

（4）不明原因的肾功能衰竭，且发展速度较快，出现大量蛋白尿；出现全身或者以双下肢为主的肾病综合征。

（5）反复出现感染，特别是出现免疫力低下引起的肺部感染。

（6）血红蛋白的下降等。

二、多学科联合，促进并优化临床转诊

多发性骨髓瘤的首诊科室应为血液科，然而大多数患者会因高钙血症、肾功能不全、贫血、高黏质血症、骨质病变（骨痛和病理性骨折等）——这些多发性骨髓瘤的主要症状而首诊于骨科、肾内科或其他科室。国内有报道其误诊率高达 54.7% ~ 78.8%，见图 4-1。

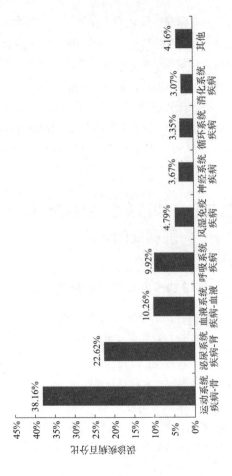

图4-1 多发性骨髓瘤误诊疾病统计

因此，多发性骨髓瘤的诊疗不能仅靠某个单独的学科，也需要血液科医生和骨科、肾内科、神经内科、内分泌科、感染科、影像科、检验科等多学科医生通力合作，推广多学科共同诊疗模式，促进并优化临床转诊。

另外，可以开展静脉血 M 蛋白检测的方法进行骨髓瘤的早期筛查工作，以有效提高多发性骨髓瘤的早期阶段的发现，做到早期诊断、及时有效地控制病情发展。

第二节　加强多发性骨髓瘤癌前病变的防治

一、可能增加多发性骨髓瘤风险的因素

（1）年龄增长：多发性骨髓瘤的患病风险会随着年龄的增长而增加，大多数患者在 60 多岁时被诊断为多发性骨髓瘤。

（2）男性：男性比女性更易患病。

（3）多发性骨髓瘤家族病史：如果有兄弟姐妹或父母患有多发性骨髓瘤，那么患病的风险更高。

（4）意义未明的单克隆免疫球蛋白病（MGUS）的

个人病史：多发性骨髓瘤的最初形式几乎总是表现为 MGUS，因此 MGUS 会增加患病风险。

二、MGUS 的防治

MGUS 根据 IMWG 标准定义为 BMPC＜10%、M 蛋白＜30g/L 及无骨髓瘤事件（MDE）发生。在美国，MGUS 的发病率随着年龄的升高而增加。

随着疾病的发展，MGUS 主要的进展方向有两种：①肿瘤负荷变化不大，发生 M 蛋白相关性疾病，如具有肾脏意义的单克隆球蛋白（MGRS）、AL 淀粉样变，最终导致不可逆转的终末器官损害；②肿瘤负荷越来越高，发生肿瘤进展，从低危冒烟型多发性骨髓瘤（SMM）到高危 SMM，再到活动性多发性骨髓瘤，最终由于遗传、表观和微环境异常的积累导致终末器官损害。

Mayo 中心 Kyle 教授早年发表随访 20 年的数据显示 MGUS 转化为上述疾病的年转化率是 1%，大部分患者长期处于疾病稳定状态。我国尚缺乏相关流行病学数据调查。

考虑到患者诊断时年龄偏大，以及过度治疗的危害，MGUS 患者不需要早期干预治疗。但诊断 MGUS 后需要终生随访，根据 Mayo 的危险度分层，国际骨髓瘤工作组（IMWG）在 2010 年制定了 MGUS 患者临床随访指南，建议初诊后的 6 个月再次复查 M 蛋白。如果病情稳定，低危组 2～3 年随访 1 次，而中高危组则需要每年随访 1 次，终身随访。

目前疾病转化的危险因素还缺乏大规模的随访资料和统一标准。通常我们参照 Mayo 危险度分层模型，主要关注 M 蛋白水平的异常，提出的 3 个危险因素包括血清 M 蛋白大于 15g/L、非 IgG 型（IgA 和 IgM）MGUS 和血清游离轻链（sFLC）比值异常。PETHEMA 模型包含两个危险因素：异常浆细胞占所有浆细胞的比例 ≥95%，免疫低下（即正常免疫球蛋白降低）。包含 0、1、2 个危险因素的 MGUS 患者，5 年的进展风险分别是2%、10% 和 46%。

第三节　多发性骨髓瘤预后因素的发展

多发性骨髓瘤患者的生存期变化很大，短者仅生存数月，长者可存活 10 年以上。未经治疗患者的中位生存期为 7～8 个月，经现代常规化疗患者的中位生存期为 7～10 年，个别患者可存活 20 年以上。不同患者生存期的显著差异表明，影响多发性骨髓瘤的预后因素较复杂。随着治疗方法的改进和新药的出现，部分传统的预后因素已经发生了改变。目前认为，细胞遗传学和分子生物学的不同是多发性骨髓瘤预后差别的最主要原因。这引起了医学家们的高度重视，近年来越来越多地提倡分层治疗，并且以细胞遗传学为基础的危险度分层治疗策略已经得到重视。目前科学研究的着眼点在于研究分子细胞遗传学特征对多发性骨髓瘤预后及治疗的影响，以及建立分子细胞遗传学特征与临床及生化指标结合的新预后模式。

一、目前临床常用预后分期系统

肿瘤负荷被认为是多发性骨髓瘤的重要预后因素。Durie 等于 1975 年提出了多发性骨髓瘤的 Durie - Slmom 分期。主要通过浆细胞在血钙水平，单克隆免疫球蛋白的量，血红蛋白水平以及骨质破坏程度等方面推断肿瘤负荷。但存在以下弊端：多发性骨髓瘤细胞分泌 M 蛋白的能力不同，还有不分泌型；目前对骨病变数量的解释尚未一致；血清肌酐升高和血红蛋白水平降低的病因不一定与多发性骨髓瘤相关。

2005 年，国际分期系统（ISS）仅利用白蛋白和 β_2 - 微球蛋白分期。β_2 - 微球蛋白为人类白细胞抗原

（HLA）I类分子的一部分，由浆细胞表面脱落到血清，其血清学水平可以间接反映肿瘤负荷和黏附分子的丢失。IL-6在多发性骨髓瘤的发病中起重要的作用，而白蛋白水平与IL-6呈负相关，因此白蛋白可以反映疾病的严重程度和增殖活性，同时还反映患者的营养状况和体能状态。ISS分期中各期之间的中位生存期有显著差异，分别为62、42、29个月。但β_2-微球蛋白受到肾功能衰竭和其他合并症的影响，而白蛋白又与患者肝功能有关。

为了克服这些困难，修订后的国际分期系统（R-ISS）应用β_2-微球蛋白和LDH，同时增加了高危细胞遗传学。通过荧光原位杂交（FISH）发现的高风险细胞遗传学自动将患者分类为III期，无论LDH或β_2-微球蛋白升高。对治疗的反应通常通过血清或尿液中的M蛋白测量来跟踪，或者通过血清游离轻链来跟踪，前提是涉及的游离轻链与未涉及的游离轻链的比率异常。缺乏这些可测量血清生物标志物的非分泌性多发性骨髓瘤的一小部分随后是浆细胞百分比，最近使用MRI或PET/CT进行骨骼成像。虽然设计用于告知预后，但不幸的是，这些分期系统都不能用于做出治疗决策，因此缺乏预测生物标志物的能力。

对于 SMM，发展为活动性多发性骨髓瘤的风险较高，前 5 年每年 10%，随后 3 年每年 3%，之后为 1%。

最近，引入了一种新的 SMM 预后模型，低、中和高风险组的中位进展时间分别为 110、68 和 29 个月。诊断时骨髓浆细胞百分比 >20%、M 蛋白 >20g/L 和游离轻链比率 >20 被确定为 SMM 患者分层的风险因素。将患者分为三组：低风险（无风险因素）、中等风险（1 个风险因素）和高风险（风险因素中 ≥2 个）。该模型简单、实用性强，作为一种管理 SMM 患者的手段正在迅速普。

二、血清游离轻链

血清游离轻链（FLC）半衰期较短，并且可以定量检测，用于多发性骨髓瘤诊断、疗效评估。此外，受累与未受累的 FLC 比值是多发性骨髓瘤患者生存期和治疗反应的预测指标。自体干细胞移植（ASCT）之前的异常 FLC 比值预示着之后的早期进展，在 30 或 60 天内 FLC 水平降低三分之一预示着良好的预后。FLC 的预后价值与 t(4；14) 和 t(14；16) 等高风险易位无关。由于多发性骨髓瘤存在空间和时间克隆异质性，因此确定血清 M 蛋白和 FLC 水平可能反映了体内多发性骨髓瘤疾病的总体负担。

三、细胞动力学

浆细胞标记指数（PCLI）是检测骨髓瘤细胞增殖能力最重要、最有效的方法。PCLI 高表明瘤细胞增殖能力强。MGUS 患者的 PCLI 多 $< 0.8\%$，而多发性骨髓瘤患者的 PCLI 多 $> 1.0\%$。PCLI $> 1.7\%$ 多为病情进展或复发性多发性骨髓瘤，而 PCLI $\geqslant 3.0\%$ 则为预后不良因素。PCLI $< 3.0\%$ 的多发性骨髓瘤患者中位生存期为56 个月，而 PCLI $> 3.0\%$ 的多发性骨髓瘤患者中位生存期仅为 19 个月。因此，PCLI 是多发性骨髓瘤最重要的独立预后因素之一。

Ki – 67 是一种核蛋白，只表达于分裂细胞。Alexandrakis 等发现高 Ki – 67 往往伴有 IL – 6、β_2 – 微球蛋白、乳酸脱氢酶水平的升高，Ki – 67 $< 8\%$ 的患者具有更长的生存期。

四、肾功能不全指标

肾功能不全是多发性骨髓瘤的重要临床表现之一。肾功能损害主要是由于大量轻链高黏滞血症、淀粉样变性、瘤细胞浸润等。众多研究均指出，肾功能严重损害

（血中肌酐和尿素氮水平显著升高）是预后不良因素之一。但应当指出，初诊多发性骨髓瘤患者的肾功能损害往往是可逆的，给予抗肿瘤化疗的同时配合水化治疗和血液透析可使肾功能不全逆转，改善预后。若治疗无效，肾功能损害进行性加重，则预后不良。

五、成像方式的诊断和预后效用

用于分期多发性骨髓瘤的骨髓浆细胞数和其他传统方式没有考虑多发性骨髓瘤的空间异质性，因此需要成像技术来获得有关疾病负担的更完整信息。

X 线骨骼检查是既往使用的识别溶骨性病变的方法。然而，这不能检测多发性骨髓瘤的髓外疾病或脊髓受累，并且在检测小溶骨性病变时不敏感。

CT 可以检测到早期溶骨性骨病变，但无法检测到先前破坏区域或多发性骨髓瘤的髓外部位。

MRI 对检测早期骨髓浸润敏感，可以区分良性和恶性溶骨性病变，并可用于检测多发性骨髓瘤骨髓受累的程度。

FDG – PET 与 MRI 具有相似的优势，PET/CT 似乎是疾病分期和随访的理想成像方式。新诊断多发性骨髓瘤患者治疗后 PET/CT 发现的代谢反应和局灶性病灶数量具有独立的预后价值。

这些新的成像方式能够准确地区分早期多发性骨髓瘤与 MGUS 和 SMM。

六、骨转换标志物作为诊断和预后生物标志物

这些标记物可分为两类：降解过程中从骨基质释放的胶原蛋白片段和从成骨细胞或破骨细胞释放的酶，可用作检测和评估骨骼发病风险和对抗再吸收治疗反应的非侵入性工具。反映破骨细胞介导的胶原降解的生物标志物，如 1 型胶原蛋白的 N 端交联端肽（NTX）、1 型胶原的 C 端交联端肽（CTX）、金属蛋白酶产生的 1 型胶原的 C 端交联端肽（ICTP）和脱氧吡啶啉提供有关重塑过程的信息并反映全身骨转换。多发性骨髓瘤患者的尿 NTX、血清 CTX 和血清 ICTP 水平升高，并与晚期溶骨性骨病相关。此外，尿 NTX 和血清 ICTP 与骨骼并发症、无进展生存期（PFS）和 OS 的风险相关。最后，前胶原型 1N 前肽和前胶原 1 型 C 前肽与新骨形成相关，而核 κB 配体（RANKL）受体激活剂和骨保护素也是骨转换的重要标志物，发现在 ASCT 后恢复正常。

七、细胞遗传学和 FISH

几乎所有多发性骨髓瘤患者都存在细胞遗传学异

常，并是影响疾病临床表现、治疗反应和预后的决定性特征。细胞遗传学异常可大致分为两组，主要事件被认为会触发建立 MGUS 克隆，而在疾病过程后期出现的次要事件。

1. 主要事件被认为会触发建立 MGUS 克隆 主要事件决定疾病分类并构成多发性骨髓瘤的两种不同亚型，超二倍体（HD）和非超二倍体（NHD）。HD 患者表现为一个或多个奇数染色体的三体性，包括 3、5、7、9、11、15 和 17，这一组约占所有多发性骨髓瘤病例的 45%。大约 55% 的多发性骨髓瘤病例是 NHD，其相互易位涉及 14 号染色体上的免疫球蛋白（Ig）重链基因和复发性伴侣癌基因。重排包括 t（4；14）、t（6；14）、t（11；14）、t（14；16）和 t（14；20），分别影响 FGFR3 – MMSET、CCND3、CCND1 和 MAFB 基因。13 号染色体的缺失也被国际骨髓瘤工作组（IMWG）视为主要事件，并影响大约 50% 的患者。

2. 次要事件推动 MGUS 进展为多发性骨髓瘤 次要事件包括染色体 17p 的缺失、染色体 1p 的缺失以及染色体 1q21 的增加或复制。这些事件发生在疾病进程的晚期，几乎从未在 MGUS 患者中出现，表明他们参与了多发性骨髓瘤的进展。另一个反复发生的继发事件是位于染色体 8q24 上的 MYC 癌基因的易位，大约 21% 的病例存在这种情况。

3. 部分细胞遗传学异常 （表 4 – 1）

（1） t （4；14）：诊断时发病率为 10% ~ 15%。

t （4；14） 导致组蛋白甲基转移酶 （MMSET） 和酪氨酸激酶 （FGFR – 3） 基因位于 IgH 基因增强子下游，MMSET 的峰值表达可能是导致不良结果的原因，因为在伴有 FGFR – 3 表达缺失的患者中，预后同样糟糕。MMSET 导致表观遗传重新编码，导致一系列下游效应，包括改变黏附力、促进生长和提高细胞存活率。这种重新编码也会导致基因不稳定包括染色体 1q ［gain （1q）］，染色体短臂的缺失如染色体 12p ［del （12p）］、del （13q）、del （22q） 和 BIRC 2/3 纯合缺失，并介导一系列不良预后。与其他危险组相比，t （4；14） 就预后而言，异质性特别强，可能受到这些额外病变和/或 del （17p） 的影响。

（2） t （14；16） /t （14；20）：诊断时发病率为 2% ~ 4%。

MAF 和 MAFB 的上调分别见于 t （14；16） 和 t （14；20），并且与 gain （1q） 和 del （17p） 类似的遗传不稳定性相关。这些亚组还与 mRNA 编辑酶 APOBEC

78

活性相关的突变特征（突变类型的特征组合）有关，并且已经证明 MAF 和 MAFB 蛋白的突变数量增加可介导对蛋白酶体抑制剂的抗性，这可能导致了在大多数研究中，这些亚组的不良预后。

（3）del（17p）：发生率为 8%～10%。

del（17p）与不良反应相关，即被认为与肿瘤抑制基因 TP53 的表达缺失有关。虽然有部分研究表明，在FISH 检测到的＜20% 的细胞中，del（17p）可能会对临床产生一些影响，但大多数研究使用＞20% 的临界值来证明其具有显著的影响。随着克隆大小的增加，对预后的影响会更加显著，很多研究表明至少 60% 的细胞需要发生克隆性缺失。近来更多的研究表明，双等位基因的缺失、一个等位基因的缺失和另一个等位基因的TP53 突变或双等位基因突变导致的双等位基因中断是介导不良预后的因素。

（4）gain（1q）扩增：诊断时发生率为 30%～35%。

gain（1q）与不良结果相关，尽管考虑到 1 号染色体上有大量的基因，但目前仍然不清楚到底哪个基因起作用。在最常发生获得的位点（1q21）的相关基因包括 BCL9、MCL1、CKS1B 和 ANP32E。由于着丝粒周围染色质的不稳定性，这个位点被认为容易发生 1q 获得。

当扩大到更大的染色体区域时其他基因也可能很重要（如 1q32 处的 CD45）。因此，对于染色体获得的定义有一个重要的区别，定义为：1 个额外的拷贝为获得、大于 1 个额外的 1q 拷贝称为 1q 扩增，扩增意味着与更多的不良预后相关。

（5）其他易位/拷贝数异常。

del（1p）（诊断时的发生率 10%）与 1q 获得经常共发生，并被证明与接受自体干细胞移植的患者的不良结局相关。这种影响可能是由 CDKN2C 和 1p32 处的 FAF1 和/或 1p12 处的 FAM46C 和/或 RPL5 和 EVI5 的缺失介导发生。

Myc 异常（诊断时发生率为 15% ~ 20%）较常见，可能通过第 8q22 位 MYC 位点的二次易位或拷贝数改变介导，并与不良结局相关。

t（11；14）和超二倍体通常被认为是标危，很多的研究表明，个体三体可能能够克服其他病变的一些不利影响，如 t（4；14）和 del（17p），其中染色体三体 3 似乎具有最大的影响，但也有另外的关于超二倍体的研究表现出自相矛盾的结果。

表 4-1 多发性骨髓瘤的细胞遗传学风险分类

细胞遗传学异常	影响基因	发生率（%）	预后
Trisomies	Odd-numbered-chromosomes	40~50	Favourable
Monosomy 13	RB1	45~50	Intermediate
gain（1q）	CKS1B 等	35~40	Poor
del（1p）	FAM46C，CDKN2C 等 FAF1	30	Poor
Myc 8q24	Myc	15~20	Poor
t（4；14）	FGFR-3 和 MMSET	15	Poor/Intermediate
t（11；14）	CCND1	15	Favourable
del（17p）	TP53	10	Poor
t（6；14）	CCND3	5	Favourable
t（14；16）	c-MAF	5	Poor
t（14；20）	MAFB	1	Poor

八、基因表达谱

骨髓样本的标准核型分析和 FISH 耗时长、相对不敏感，并且不能描述多发性骨髓瘤的异质性。全基因表达谱（GEP）能将多种遗传异常对与增殖、分化、凋亡和其他生物学特征相关的重要细胞途径的影响整合，其中20多个已发表，包括 UAMS－17、UAMS－70、UAMS－80、IFM－15、MRC－Ⅸ－6，MILLENNIUM 和 SKY92。

1. UAMS－17/70 阿肯色大学医学科学（UAMS）小组率先定义了一个70基因表达谱分析（GEP70），表征了7个不同的多发性骨髓瘤分子亚群，这7个骨髓瘤亚组分别是 CD1 [（t（11；14）]、CD2 [t（11；14）和 t（11；16）]、MS [t（4；14）]、MF [t（14；16）和 t（14；20）]、超二倍体簇（HY）、低骨病（LB）和增殖相关基因（PR）。CD1、CD2、LB 和 HY 亚组富含低风险疾病，总体生存结果更好，而 MS、MF 和 PR 亚组被认为是高风险组。该模型随后被简化为具有相同预测能力的17基因模型（UAMS－17）。

2. IFM－15 法语国家骨髓瘤研究组织（IFM）从250名新诊断的多发性骨髓瘤患者中鉴定出15个与预后不良相关的基因。该研究发现参与细胞周期进程的基因过表达及其在高危多发性骨髓瘤患者中的监测价值。在 IFM－15模型中，与 EMC－92模型相比，只有一个基因（FAM49A）是常见的，尽管在 UAMS－70中没有。

3. SKY92 一个92基因特征已被证实可预测多发性骨髓瘤患者在其疾病和治疗过程的任何阶段的预后，

与 ISS 结合使用时具有更大的预测能力。

九、二代测序

二代测序（NGS）可检测 CNV、易位、单核苷酸多态性（SNP）。三个大型的 NGS 研究确定了多发性骨髓瘤中 15 个重要的体细胞突变，见表 4 – 2。

表 4 – 2　具有预后意义的常见复发性体细胞突变

通路	通路受影响比例	基因名称	发生频率	预后
MAPK	40	KRAS	23	Intermediate
		BRAF	20	
		NRAS	8	
NF – κB	20	TRAF	3	Intermediate
		CYLD	2	
		LTB	3	
DNA repair	10	TP53	9	Poor
		ATM	3	
		ATR	1	
RNA metabolism	15	FAM463	9	Intermediate
		DIS3	7	
Plasma cell differentiation	10	IRF4	3	Favourable
		EGR1	5	

MAPK，mitogen – activated protein kinase；NF – κB，nuclear κB

KRAS、NRAS 和 BRAF 基因的丝裂原活化蛋白激酶

（MAPK）通路是多发性骨髓瘤中最常见的突变信号通路。

影响核因子 κB（NF-κB）通路的突变，在多发性骨髓瘤中也很常见。

IMiD 靶向促生存基因 IRF4 和 EGR1 的突变带来更有利的结果。

DNA 修复途径基因 TP53、ATM 和 ATR 的突变被认为是不良预后标志。

使用来自英国骨髓瘤 XI 临床试验、ISS 和影响 TP53、ATM 或 ATR 和 ZFH4 或 CCND1 的突变的数据开发了预后模型；CNV 包括 del（17p）和 amp（1q）；以及涉及 t（4；14）和 Myc 的易位。与单独使用 ISS 相比，该模型在高危多发性骨髓瘤患者早期发现疾病进展和预测死亡率方面表现出更高的灵敏度。

双重打击和三重打击多发性骨髓瘤：根据新诊断的多发性骨髓瘤患者的高风险异常数量［例如 t（4；14）、t（14；16）、t（14；20）、del（17p）、p53 突变、amp（1q）和 del（1p）］定义。双重和三重打击多发性骨髓瘤分别定义为具有两个和三个或更多这些高风险遗传异常。双重打击多发性骨髓瘤患者的预后比只有一种高危遗传异常的患者更差，而三重打击多发性骨髓瘤患者的预后往往最差。沃克等人将双重打击骨髓瘤定义为在临床国际分期系统Ⅲ疾病背景下具有双等位基因TP53失活或CKS1B（1q21）扩增（≥4个拷贝）的亚组，约占新诊断多发性骨髓瘤的6%，并预后明显较差，中位PFS和OS分别为15个月和21个月。

十、蛋白质组学

虽然许多单个蛋白质已被证明在多发性骨髓瘤中具有预后和/或预测意义，但与基因组分析不同，目前应用蛋白质组学研究多发性骨髓瘤预后特征的研究相对较少。

复发难治性多发性骨髓瘤患者的骨髓浆细胞的蛋白质组学分析揭示了与蛋白酶体抑制剂耐药相关的蛋白质特征。如蛋白酶体激活剂复合物亚基1（PSME1）在未达到VGPR的患者中的表达增加，并与硼替佐米临床耐药性相关。

针对多发性骨髓瘤向浆细胞白血病（PCL）转变的蛋白质组学研究发现，在继发PCL过程中多发性骨髓瘤细胞代谢向有氧糖酵解转变，并参与聚糖合成的酶的下调，可能介导表面受体的糖基化改变。

细胞外基质（ECM）需要支持多发性骨髓瘤细胞的生长和发育，一项蛋白质组学研究检查了MGUS、新诊断和复发和/或难治性多发性骨髓瘤患者与健康对照基质相比的 ECM 组成。肿瘤 ECM 在 MGUS 和多发性骨髓瘤中的蛋白质水平上进行了重塑，以允许开发具有两种 ECM 附属蛋白的允许微环境，膜联蛋白 A2（ANXA2）和 Galectin – 1（LGALS1），在多发性骨髓瘤中更丰富，与较短 OS 有相关性。

在大规模蛋白质组学技术之前，已经检查了许多单个蛋白质在多发性骨髓瘤中的预后或预测生物标志物相关性。

程序性死亡配体 1（sPD – L1）与 T 细胞上的受体 PD – 1 结合时，促进免疫耐受。ASCT 后骨髓血浆中的可溶性 PD – L1 可预测 PFS 和 OS，并与骨髓浆细胞百分比相关。ASCT 可以通过降低 PD – L1 表达来重置免疫微环境，从而使抗肿瘤免疫进展。

血清 BCMA（sBCMA）升高时与更短的 PFS 和 OS 相关，并且独立于肾功能和其他预后标志物。此外，在非分泌性多发性骨髓瘤患者中，sBCMA 与骨髓浆细胞百分比和 PET/CT 结果相关。

在 t（4；14）多发性骨髓瘤中过度表达的组蛋白甲基转移酶 MMSET 调节许多基因的表达，包括信号淋巴细胞激活分子 F7（SLAMF7）。在 t（4；14）阳性多发性骨髓瘤患者样本中证实了 SLAMF7 过表达，并且在 t（4；14）阳性多发性骨髓瘤细胞系中敲低 SLAMF7 导致抗增殖和细胞毒性作用。此外，高血清 SLAMF7 水平与侵袭性多发性骨髓瘤和较差的 PFS 相关。

十一、液体活检：循环肿瘤细胞和 DNA

由于骨髓中多发性骨髓瘤细胞具有散在分布的特性，骨髓活检不太可能展现多发性骨髓瘤细胞的空间或时间分布情况。循环肿瘤细胞（CTC）从原发性肿瘤或转移部位释放到血流中，CTC 的数量与多发性骨髓瘤的不良预后相关。此外，通过全外显子组测序对 CTC 进行基因组鉴定已证明 CTC 和骨髓配对样本之间的克隆突变高度一致，并且仅在 CTC 中发现了一些亚克隆突变。因此，与仅从一个区域获得的骨髓样本相比，CTC 可能更全面地反映全身多发性骨髓瘤疾病负担，尤其是对于有髓外疾病的患者。用于微小残留病（MRD）检测的二代流式细胞术（NGF）检测也可应用于检测 CTC。此外，还开发了一种基于 CD19、CD45 和 CD38 差异表达模式的自动化方法，用于 CTC 的分离和计数（CELLSEARCH，Menarini Silicon Biosystems）。这两种技术都已应用于临床；但是，它们需要进一步的测试和标准化，目前不适合单独进行 MRD 评估。

检测患者外周血中的循环肿瘤 DNA（ctDNA）可以避免在诊断和监测疾病进展性时进行侵入性骨髓活检。ctDNA 包含从癌细胞释放到血流中的降解 DNA 片段。最近，使用针对配对 ctDNA 和骨髓样本的 5 个基因组的所有蛋白质编码外显子的超深度测序，获得了 96% 的一致性率。此外，作者报告了 ctDNA 中可检测到克隆群但在匹配的骨髓样本中未检测到的三个病例，这表明通过血浆分析确定亚克隆可能比从单个骨髓抽吸物中获得的信息更丰富。尽管有这些令人鼓舞的发现，但 ctDNA 用于监测 MRD 的效用与文献中相互矛盾的报道存在争议。例如，一项研究发现 ctDNA 在 69% 的骨髓 MRD 阳性的患者中无法检测到。总体而言，使用 ctDNA 作为 MRD 监测和预测工具还不成熟，需要在临床试验中进一步整合分子技术、生物信息学分析和评估。

第四节　以临床问题为出发点，积极开展多发性骨髓瘤防治的科学研究

多发性骨髓瘤在生物学及临床上都具有高度异质性，患者生存时间存在较大差异，根据多发性骨髓瘤预

后因素进行危险度分层，实现个体化治疗，有助于提高患者疗效、减轻治疗相关毒副作用。但目前多发性骨髓瘤的精准预后分层仍然在不断研究和探索中，尚没有统一的标准来定义全面、一致的危险度分层体系。研究者正不断探索用于危险分层以预测生存的分子预后标志和用于治疗反应的预测性标志物。但仍面临诸多挑战。比如，如何进行骨髓瘤患者的精确危险度分层？如何在骨髓瘤多个驱动基因及克隆演变的背景下实现真正意义上的靶向治疗？如何实现生物学高度异质性骨髓瘤患者的精准治疗？这一系列问题都是临床上面临的重点、难点。因此，针对以上临床问题，积极开展多发性骨髓瘤防治的科学研究尤为重要。

科学研究的发展离不开科学有效的医院管理机制，搭建支撑性的研究平台，聚集并优化配置各项优质资源，激发各层次人才、团队的积极性和效能。

1. 建立临床研究平台，确保课题研究质量　面向科技前沿，建立实验室、研究中心等公共平台，平台服务于临床研究人员开展高质量的临床研究，为临床研究项目提供专业化、系统化服务及管理的技术支撑。依托国家医学中心、国家临床医学研究中心、区域医疗中心、医联体，实现优质资源下沉，搭建优质科研支持平台。

同时有效运行临床试验管理平台，建立一整套规范、高效和智能化的管理举措，实现临床实验的管理、运行、新药评价技术和应用转化为一身的复合型功能载体。

2. 构建专病研究团队，形成合理人才梯队 实践证明只有重视专科专病的特色建设，才能形成优势，医院才有市场竞争力。运用分层次的方法培养人才，是医院谋求发展，优化人才资源，提高核心竞争力的关键。人才梯队的构建和培养对专科专病的发展具有重大意义，关系到医院发展的兴衰成败，是提高医院整体实力的决定性因素。

3. 重视科学研究设计，探讨新型预后模型 临床研究的问题从临床中来，最终得到的答案也必将用于临床，解决临床上的问题，因此，临床医师要发挥临床优势，将目光聚焦于临床研究，重视科学研究设计，从而事半功倍，取得更多的研究成果。目前科学研究技术发展迅速，基因表达谱分析和二代测序已成为危险度分层和治疗反应预测的最前沿技术，蛋白质组学和基于糖代谢组学的平台正在生物预测标记物中逐渐被认识，以预测药物耐药性和疾病进展。同时随着大数据时代的到来，先进的数据平台可将临床记录、医学影像、基因信息等不同形式的数据，以及来自不同地区的数据，迅速而有效地有机整合，并进行及时的计算和分析。科学研究技术的进步及大数据的发展为多发性骨髓瘤预后预测模型的探讨带来了前所未有的契机。因此，在日常工作中，应注意临床问题总结，重视科学研究设计，利用先进科学研究技术，以期能够探讨多发性骨髓瘤的预后新模型。

4. 增加科研经费投入，优化基础实验资源 科研经费是保证科研课题顺利实施的基本条件，实验室优化是临床与基础科学研究过程中必需的环节。增加科研经费投入，购置先进仪器设备，可为专业人才提供优良的科研平台。同时应科学管理基础实验资源，促进实验室优化与整合，实现医疗研究资源的优化配置和合理布局，从而推动医院向创新型医院发展。

5. 完善创新评价体系，推进科创成果转化 遵循医疗卫生科技创新人才成长规律，探索建立适应医疗卫生行业特点的人才评价机制，以科学分类为基础，以激发人才创新活力为目的，加快形成导向明确、科学精准、规范有序、竞争择优的人才评价机制。完善科技成果转化体制机制，促进产学研用深度融合，培育发展新动力，拓展发展新空间。

第五章 多发性骨髓瘤患者的人文关怀

从传统化疗时代到新药时代到如今免疫治疗时代，多发性骨髓瘤患者缓解与生存状况越来越好，治疗目标也不断更新，然而多发性骨髓瘤仍旧是无法治愈的疾病，随着复发次数增加，患者预后越来越差，也会伴随着多种并发症。特鲁多医生的墓志铭上写着一句名言："有时去治愈，常常去帮助，总是去安慰。"医护人员的工作除了"治愈患者"，给患者做"人文关怀，减轻痛苦"也是非常重要的。

医护人员应通过采取科学、有效、人性化的护理措施对多发性骨髓瘤患者实施全面照顾，然后采取适当的护理干预，使患者的生命质量得以提高，并可以舒适无痛苦地走完最后的人生旅程。其中应该包括并发症管理，心理疏导，营造人文氛围，随访管理等多个方面。

第一节 多发性骨髓瘤患者的并发症管理

骨髓瘤常伴有临床并发症，包括：骨病；肾损伤；血液学并发症；神经学并发症等。

并发症的数目和严重程度也会随着疾病进展而增加。为减少影响，及时治疗是非常必要的。并发症的存在可能会限制患者的治疗选择并影响治疗。

一、骨病

溶骨性疾病是骨髓瘤最突出的特点，诊断时 79% 的患者有溶骨性损伤、骨质疏松或骨折骨破坏导致骨相关事件（SRE），脊椎骨和其他骨的病理性骨折，以及由于骨或脊髓压迫而需要行放疗或手术。

双膦酸盐是治疗有溶骨性病变多发性骨髓瘤患者的推荐，地舒单抗注射液是破骨细胞分化因子抑制剂，获批了用于预防骨相关事件，减轻癌症骨转移的症状。临床试验表明，地舒单抗对于多发性骨髓瘤，具有推迟患者首次发生骨相关事件的时间；降低多次骨相关事件的风险；延缓疼痛等疗效。

需要提醒患者做预防骨折的注意事项。

医护人员需要将骨骼损伤的部位及程度等情况详细告知患者及其家属，并指导其采用针对性的手段对骨折进行预防。

适当运动以避免骨质疏松，平常穿平跟鞋，走路缓慢，避免负重。尽量睡硬板床，下肢骨折者使用手杖，脊椎骨折或腰痛者采用腰托。

二、贫血

临床上多发性骨髓瘤患者经常会出现轻度甚至中重度的贫血。

贫血的原因分为以下两类：第一类多发性骨髓瘤的癌细胞在骨髓腔内大量的增生，在癌细胞增生的同时又会抑制正常的骨髓造血功能，从而导致正常的红细胞合成减少，进而导致患者出现贫血的症状；第二类多发性骨髓瘤的癌性免疫球蛋白的侵袭，经常会在肾脏的毛细血管进行沉积，引起肾脏淀粉样变性，进而导致患者出现肾功能的异常，最严重的会导致患者肾功能衰竭，肾脏功能一旦出现了破坏，就会导致肾性贫血的发生，从而导致患者的贫血症状。

对骨髓瘤患者贫血的治疗主要分为两个方面：一方面，针对原发病骨髓瘤的治疗，清除大量增殖的恶性浆细胞，恢复正常的造血功能，逐步改善贫血；另一方面，加强支持治疗，对于严重贫血的患者，可进行输血。此外，若合并多发性骨髓瘤伴肾功能损害，可以使用促进红细胞生成素促进红细胞生长。

需要提醒患者和家属对于出现贫血症状的护理注意事项：轻度贫血患者应适当活动，避免劳累；重度贫血患者需要及时就医，患者绝对卧床休息，取半卧位以利于呼吸，对于极度虚弱的患者，家人应协助患者完成生活护理。

三、肾损害

多发性骨髓瘤肾损害发病率较高的主要机制是肾小管间质病变。

多发性骨髓瘤肾功能损害治疗主要分为两个方面：一方面，采用以蛋白酶体抑制剂或免疫调节药物为基础的方案，对骨髓瘤进行治疗；另一方面，需要对肾损伤进行支持治疗，需要提醒患者多饮水，每天尿量保持在2000ml以上；减少尿酸形成，低钠饮食，禁止食用嘌呤含量较高的食物，如动物内脏、海鲜等；有肾功能衰竭者应积极透析，长期接受双膦酸盐治疗的患者需要检测肾功能。

应提醒患者生活上要时刻注意个人卫生，避免被感染；医护人员和家属应共同鼓励患者调理情绪，保持气血和畅，勿大喜大悲，并且经常要注意身体锻炼。患者尽量卧床休息，要预防长期卧床导致的局部压疮，医护人员或家属需要每隔 2 ~ 3 小时适当将患者身体低垂压迫部位进行轻轻地按摩，如骶骨或者腰椎部位，避免长期卧床造成局部皮肤破损或者出现压疮等。同时医护人员应根据患者的心理状态制定相应的护理措施，通过 PHQ9 心理筛查量表随时了解患者不同的心理状态，争取最好的护理和获得最好的治疗。

四、周围神经病变（PN）

PN 指任何形式的外周神经损伤、炎症或变性，临床出现感觉神经、运动神经、自主神经损伤的症状或体征，分为原发疾病相关 PN 和药物治疗相关 PN。

目前已知的、由骨髓瘤本病所致的 PN 发病机制包括：肿瘤直接压迫神经根；淀粉样蛋白沉积、M 蛋白（主要是原发 IgM）作用于髓鞘相关糖蛋白导致免疫介导的神经病变；施万细胞（Schwann cell）和轴突相互作用形成糖缀合物；细胞因子介导的损伤；神经学并发症。

对于多发性骨髓瘤导致的 PN，关键在于对原发病的控制，对症处理分为神经保护剂治疗和治疗疼痛症状。及时使用神经保护剂能够尽可能修复神经病理变化，减轻 PN 损伤程度，供选择药物包括：B 族维生素（维生素 B_1、维生素 B_6、维生素 B_{12}、甲钴胺、腺苷钴胺、叶酸）；神经妥乐平、神经生长因子、神经节苷脂等促进神经修复药物；谷胱甘肽抗氧化剂（α – 硫辛酸）等。

对于神经疼痛的处理，在神经保护剂治疗的基础上，建议采用以下顺序治疗。

一线用药：抗惊厥药卡马西平或普瑞巴林，三环类抗抑郁药物如阿米替林或丙米嗪等；

二线用药：盐酸曲马多或阿片类止痛药物，对于急性重度疼痛者也可作为一线用药；

三线用药：抗癫痫药或氯胺酮，特殊情况下也可作为二线用药。

五、感染

多发性骨髓瘤患者除了容易发生细菌和真菌感染，还容易出现病毒感染。提醒患者需要注意个人卫生，预防感染。

缓解带状疱疹症状的方法如下：穿着宽松的衣服；使用没有黏性的敷料覆盖皮疹；如有液体流出，可使用清洁毛巾包裹冰块按压；切勿擅自使用外用抗生素和有黏性的敷料。

可以建议患者进行疫苗接种预防感染，如：自体造血干细胞移植≥24月后可考虑进行带状疱疹疫苗接种；自体造血干细胞移植4~6月后接种流感疫苗；自体造血干细胞移植6~12月后接种肺炎球菌、脑膜炎双球菌、肝炎疫苗。

六、深静脉血栓

多发性骨髓瘤患者静脉血栓（VTE）的发生率明显高于一般人群。近年来国内外研究证明免疫调节药物在多发性骨髓瘤患者中的应用，如沙利度胺及其类似物来那度胺也可导致与治疗相关的静脉血栓发生的增加，特别是与大剂量的地塞米松和（或）蒽环类抗生素为基础的化疗药联合使用时，可进一步加剧静脉血栓的发生。

拟开始免疫调节治疗（IMiD）治疗的患者应当接受VTE风险评估，在治疗期间接受合理的抗凝治疗（1A级）。

对于没有禁忌证的低危患者，阿司匹林（100mg）足以用于低危患者（即没有危险因素或只有一个骨髓瘤/个体危险因素）的 VTE 预防（1B 级）。对于有禁忌证的非低危患者，应使用低分子肝素或全量的华法林（1B 级）；LWMH 用药至少 4 个月，之后患者可以换用阿司匹林预防（2C 级）。

医护人员对于患者护理方面的注意事项如下所述。

（1）防止血栓脱落，一定要嘱患者禁止下床，血栓急性期容易脱落，急性期发生在血栓的前 2 周，所以尽量嘱患者禁止下床，可床上进行活动。

（2）要严密观察患者的下肢周径、皮肤颜色，并观察患者有无胸闷、咳嗽、胸疼、咳血等一系列症状。

（3）可以适当抬高患肢，促进静脉回流。

（4）患者可以吃易消化的、低脂的高纤维饮食，有利于改善患者的症状。

（5）患者使用溶栓和抗凝药物时，一定要观察患者有无皮肤黏膜出血点，有无其他部位出血。

七、疼痛

肿瘤患者经常伴随着不同程度的疼痛，根据患者疼痛程度设计个体化治疗方案，包括止痛药物及辅助药物的使用方案，严格遵循医嘱合理采用 WHO 推荐的"三阶梯镇痛法"缓解疼痛。轻度疼痛选择第一阶梯：选用非阿片类镇痛药，如阿司匹林；中度疼痛选择第二阶梯：选用弱阿片类，如可待因等；重度疼痛选择第三阶梯：选用强阿片类，如吗啡、哌替啶等。

用药过程中医护人员应注意用药后的反应，把握好用药的阶段，选择适当的剂量和给药方式，达到控制疼痛的目的；观察患者疼痛的性质、部位、程度及持续时间，协助患者选择减轻疼痛的最有效方法；采取同情、安慰、鼓励等方法与患者沟通，并适当转移注意力从而减轻疼痛，如放松、听轻音乐、冷敷、热敷、按摩等。

轻度疼痛可使用对乙酰氨基酚，控制轻度疼痛的最大剂量可以达到1g，每天4次。可以给予口服曲马多或可待因来控制轻中度疼痛，中重度慢性疼痛患者可使用芬太尼或丁丙诺啡贴片或羟考酮。重度慢性疼痛可行麻醉药物神经阻滞，应用化学物质、冷和热的神经阻滞可能带来长期阻滞，从而实现数周、数月或永久的疼痛缓解。对于急性重度疼痛，皮下应用阿片类药物（即羟考酮或吗啡注射）可用于快速缓解症状。所有慢性疼痛患者可以考虑应用钙通道阻滞剂（加巴喷丁或普瑞巴林）或钠通道阻滞剂（利多卡因、奥卡西平）或 5 – 羟色胺再摄取抑制剂（度洛西汀或阿米替林）。总体而言，多发性骨髓瘤患者疼痛时应当避免应用非甾体类抗炎药。

第二节　多发性骨髓瘤患者的护理

一、口腔护理

肾功能损害的患者由于代谢物积累过多，部分废物从呼吸道排出而产生口臭，应给予 0.05% 洗必泰液和 4% 碳酸氢钠液漱口，预防细菌和真菌感染。

二、适当运动

骨髓瘤患者可适当运动，过度限制身体容易引起患者继发感染和骨质疏松，应避免负载过重，防止跌倒、碰伤。运动以散步为宜，需穿平底鞋，走路平缓，转身弯腰缓慢，不要到人群密集处。

三、营造温馨的病房环境

病房保持整洁、安静、空气新鲜、温湿度适宜、光线柔和，避免临终患者视觉模糊产生害怕、恐惧心理，增加其安全感；病床间安置隔离屏风，有条件可住单人房间；室内放一些鲜花、盆景，增添生命气息；根据患者的需求定时或不定时播放一些轻柔优美的轻音乐以减轻疾病给患者带来的不适，营造安全舒适、温馨整洁的治疗环境。

四、饮食基本护理

主动向患者及其家属解释恶心、呕吐的原因，以减少焦虑，取得心理支持；在病房创造良好的进食环境。

（1）均衡饮食。

（2）少食多餐。

（3）给予高热量、高蛋白、富含维生素和粗纤维、易消化的饮食。

（4）根据患者的饮食习惯调整饮食，根据需要给予流质或半流质饮食，以便于患者吞咽；必要时采用鼻饲法或全肠外营养，保证患者营养供给；加强监测，观察患者电解质指标及营养状况。

（5）肾功能不全患者应给予低钠、低蛋白或麦淀粉饮食，以减轻肾脏负担。

（6）高尿酸血症及高钙血症患者应鼓励多饮水，

每天尿量保持在 2000ml 以上。

五、肢体活动不便的老年卧床患者护理

受压皮肤给予泡沫敷料保护，必要时理疗。保持床铺干燥平整，防止压疮发生。

六、心理护理（图 5-1）

肿瘤病人的心理特征分析

对应护理要点

肿瘤病人的心理特征分析	对应护理要点
1.怀疑否认期：患者突然得知被确认为癌症，企图以否认的方式达到心理平衡，怀疑医生的诊断或检查上的错误	不必过早地勉强患者放弃他的否认去面对现实，要多给予理解和照顾，并注意保护患者
2.愤怒发泄期：否认之后患者常会出现强烈的愤怒和悲痛，有被生活遗弃、被人抛弃的感觉，并把这种愤怒向周围的人发泄	对患者采取宽容忍让的态度，在精神上给予支持，使其能正确地对待疾病
3.悲伤抑郁期：患者在治疗过程中想到亲人、家中的一切以及未竟的事业都不能顾及，会有产生巨大的痛苦，再加上病痛的折磨，则进一步转化为绝望，从而产生轻生念头	这个时期至关重要，医护人员与家属要配合对其进行思想上的疏导
4.情感升华期：患者虽有多种心理矛盾，但最终能认识到惧怕死亡是无用的，而能以平静的心情面对现实，生活得更充实、有价值	患者在积极的心理状态下，身体状态也会随心理状态的改变而朝好的方面发展

图 5-1 心理护理

（1）善于使用美好的语言、行为给予患者心理支持。肿瘤患者的焦虑、恐惧，可表现为衰弱、疼痛、厌

食等，给患者造成很大痛苦，患者会产生一种脱离社会的孤寂感，表现为害怕被淡漠和被抛弃，有时这种孤寂感会促使患者寻求医护人员的注意，这种时候医护人员不应认为患者在找麻烦而表现出厌烦和冷淡，应多巡视，鼓励患者表达自己的感受，耐心倾听患者的诉说，细心解答患者提出的问题，及时为患者提供有效的护理服务，消除患者的精神压力，主动解决患者的需求。

（2）定期举办多发性骨髓瘤科普会，让患者了解有关知识，形成对多发性骨髓瘤的正确认识，改变自己的原习惯看法和陈旧观念。也可邀请专业心理咨询师或心理科医生过来做宣教，邀请志愿者前来为患者提供爱与陪伴，用专业的沟通技巧及真诚的情感打开患者的心门，协助医护人员和患者之间搭起沟通的桥梁。

（3）鼓励家属和朋友多陪伴，使患者感到亲朋好友的关怀，得到慰藉，并注意与家属的配合，要想方设法创造条件，尽量满足患者的需求，引导患者树立科学的死亡观，勇于面对现实，树立坚定信念，减轻患者对疾病的恐惧，坦然地对待疾病。

（4）要以真诚的态度关心、体贴、理解家属的心情，给予患者家属心理支持，指导、解释、示范有关的护理技巧，让其参与护理，陪伴患者度过人生这一段时光。鼓励患者和家属提高心理素质，既能减轻患者的孤独无助感，也可使家属获得心理慰藉。

多发性骨髓瘤患者的人文关怀是在传统骨髓瘤患者管理和护理基础上改进的新型护理方式，其护理核心始终围绕以人为本、关爱患者，努力让每一个患者都能获得相对较高质量的生活。

随着社会经济水平的发展和人民法律意识的增强，以及医学模式和护理学科的自身发展，要求医护人员要转变观念，加强职业素养，时刻体现人文关怀理念。多数肿瘤患者已经知道自己的疾病目前很难治愈，对医务人员的要求不仅仅是把病治好，更多的是寻求对自己积极的、多方面的照护，以减少身体和心理上的痛苦，追求高质量的生活。让多发性骨髓瘤患者能在临终阶段活得有价值、有意义、有尊严，是我们每位医护人员的职责，也是一种人道主义精神的体现。

第六章 多发性骨髓瘤诊疗信息化

多发性骨髓瘤智慧化管理，建设以信息化平台为基础的多发性骨髓瘤科学管理体系，提升多发性骨髓瘤患者医疗指标达标率，减少生产力损失及医疗卫生支出，让多发性骨髓瘤患者回归日常生活，提高生活质量已是刻不容缓。

医疗信息化即医疗服务的数字化、网络化、信息化，是指通过计算机科学和现代网络通信技术及数据库技术，为各医院之间以及医院所属各部门之间提供患者信息和管理信息的收集、存储、处理、提取和数据交换，并满足所有有授权用户的功能需求。根据国际统一的医疗系统信息化水平划分，医疗信息化建设分为三个层次：医院信息管理系统、临床信息管理系统和公共卫生信息化。伴随着卫生信息化建设，医学诊疗模式已逐步发生变化，医生将能进一步快速充分了解患者的情况，避免重复检查，减少过敏等用药禁忌的发生，提高医疗效率和安全。同时，信息化的充分建设，将更加利于患者预约挂号、查询健康档案、检索检验检查报告，及时进行复诊就医等，从而有力促进医患沟通。

要使多发性骨髓瘤医疗服务的智慧化管理水平得到有效提升，多发性骨髓瘤诊疗信息化是当代不可或缺的重要平台，以平台为载体，从而高效切实提升多发性骨髓瘤患者诊疗的依从性，提升对多发性骨髓瘤疾病的专业指导，提升医护随访效率，提升连续的日常健康管理信息利用，提升患方的自我健康身心管理意识；继而通过为多发性骨髓瘤群体提供方便、快捷、全面、科学的诊疗保障和健康管理，将有助于增强多发性骨髓瘤群体的健康保健意识，更好地进行自我疾病管理，养成健康的生活方式，从而构建医－护－患－社会的多发性骨髓瘤疾病管理信息对称、时效性互动、共建和谐医疗环境的正循环的良好局面。

后文将按照疾病信息化管理的相关政策支持，多发性骨髓瘤诊疗信息化的需求驱动，多发性骨髓瘤诊疗信息化的建设和推广三个部分依序展开多发性骨髓瘤诊疗信息化的具体内容。

第一节　疾病信息化管理的相关政策支持

2013 年 1 月全国卫生工作会议上，国家就明确提出"要积极探索和大力推广上下联动的医疗联合体体制机制"。2016 年 8 月 19～20 日，全国卫生与健康大会召开后，国家把建设"健康中国"上升到国家战略高度，对分级诊疗提出更明确的目标：90% 的患者看病不出县。

2017 年 10 月，习近平总书记在中国共产党第十九次全国代表大会上指出：实施健康中国战略，全面建立优质高效的医疗卫生服务体系，健全现代医院管理制度。全民健康是健康中国的根本目的，即立足全人群和全生命周期两个着力点，提供公平可及、系统连续的健康服务，实现更高水平的全民健康。2018 年 4 月，国务院办公厅关于促进"互联网＋医疗健康"发展的意见中明确指出要利用互联网加强对患者的管理。

2018 年 12 月，国家卫生健康委办公厅印发的《电子病历系统应用水平分级评价标准（试行）》中明确规定电子病历 8 级要求实现健康信息的整合，即整合跨机构的医疗、健康记录、体征检测、随访信息用于本部门医疗活动。2019年3月，国家卫生健康委员会办公厅印发的《医院智慧服务分级评估标准体系（试行）》中明确要求医疗机构需针对连续医疗服务时为患者提供电子化安排服务与记录的能力。2021年9月14日，为贯彻落实《国务院办公厅关于推动公立医院高质量发展的意见》（国办发〔2021〕18号），国家卫生健康委员会和国家中医药管理局联合印发《公立医院高质量发展促进行动（2021－2025年)》（以下简称《行动》），明确了"十四五"时期公立医院高质量发展的8项具体行动，主要包括四个重点建设行动和四个能力提升行动，其中包括了建设"三位一体"智慧医院；将信息化作为医院基本建设的优先领域，建设电子病历、智慧服务、智慧管理"三位一体"的智慧医院信息系统，完善智慧医院分级评估顶层设计；鼓励有条件的公立医院加快应用智能可穿戴设备、人工智能辅助诊断和治疗系统等智慧服务软硬件，提高医疗服务的智慧化、个性化水平，推进医院信息化建设标准化、规范化水平，落实国家和行业信息化标准；2022年，全国二级和三级公立医院智慧服务平均级别达到2级和3级，智慧管理平均级别达到1级和2级。各省已积极全面铺开落实工作，例如：2022年1月5日，四川省卫生健康委员会发布

2021 年四川省智慧医院评价结果公示，全省共 150 余家医院进行评级上报，上报结果四星 2 家、三星 2 家、二星 25 家、一星 40 家。到 2025 年，建成一批发挥示范引领作用的智慧医院，线上线下一体化医疗服务模式形成，医疗服务区域均衡性进一步增强。

2022 年 3 月 1 日起实施的《医师法》第三十条规定：执业医师按照国家有关规定，经所在医疗卫生机构同意，可以通过互联网等信息技术提供部分常见病、慢性病复诊等适宜的医疗卫生服务。国家支持医疗卫生机构之间利用互联网等信息技术开展远程医疗合作。

第二节　多发性骨髓瘤诊疗信息化的需求驱动

一、医（护）方驱动

1. 提升患者当地就医的信任感　从医疗角度而言，面对竞争日趋激烈的医疗市场，随访成为医院改善医患关系、提高医院管理水平和医疗服务质量的重要手段。有统计表明：做好随访，让客户得到满意服务能带来 6

个新的客户资源；忽视随访，让客户产生不满则能带走12个客户资源。因此，医院要阻止患者的流失，在提高自身医疗水平的同时，也迫切需要提升医院对患者的服务水平。

2. 提升对患方的院外专业指导　多发性骨髓瘤患者出院后，医生缺乏即时宣教随访工具，并无法根据患者实时情况及时给出管理建议，导致患者在用药、饮食、运动、康复等方面遇到问题时，缺乏专业的健康指导，医患诊疗信息不对称、诊治规范无法落实到位的问题明显影响多发性骨髓瘤诊治水平。医生及护士人员日常缺乏充足的时间开展离院患者的随访工作，传统通过人工进行电话随访，随访效率低，院后关怀效果不高，患者满意度无法得到有效提升，从而也导致医院复诊率低。

3. 提升医院疾病平台管理水平的需要　多发性骨髓瘤患者出院后，如医患之间缺乏有效沟通，患者的治疗效果评估不准确，则无法为医院科研提供数据支撑。医疗机构需要对患者院后药物的治疗效果、存活率、手术恢复情况等进行科研数据统计与分析，建立多发性骨髓瘤专病平台，对诊治水平进行自我评估和开展国内外多中心交流。

二、患方驱动

1. 提升多发性骨髓瘤患方依从性的需要 从多发性骨髓瘤患方角度而言，很多患者在出院后不知道如何进行居家护理及康复，极易出现自行停药、未按时服药情况，同时患者的体征数据无法实时传达至医生，最终导致治疗效果未达到理想状态；整体遵医行为依从性较低，最终导致疾病的复发与恶化。院后随访工作对于患者而言，能够有效提升其医嘱依从性、疾病知晓度及自我健康管理意识，进而通过提升患者诊治的依从性而提升患者健康水平。

2. 提升多发性骨髓瘤患方自我管理意识的需要 通过为多发性骨髓瘤患者和家属提供方便、快捷、全面、科学的健康服务和保障将有助于增强自身保健意识，更好地进行自我身心管理，养成健康的生活方式，从而极大地提高多发性骨髓瘤患方的诊治体验与生活质量。

三、技术驱动

随着互联网技术、物联网技术、5G 技术、大数据技术、人工智能技术等在医疗领域的不断深入及应用，将相应技术手段应用到医疗业务随访工作中期，可以有效减轻医务人员繁复的工作流程及工作量，丰富随访手段也被提上日程，智能化随访系统替代传统人工随访已成为必然趋势。

第三节　多发性骨髓瘤诊疗信息化的建设和推广

一、基于院级层面的建设

1. 成为智慧医院平台　从医院管理角度来讲，最重要的就是所在的医院要重视信息化管理，首先自身要建立并发展信息化体系。2020 年四川省发布智慧医院评审标准（试行），强调从 5 个方面全面促进并落实医院信息化建设，实现智慧医院过渡：①智慧医院基础：主要体现在机房、网络、运维、容灾、数据等方面对安全提出了较高的要求，从建设、应用、维护等不同的维度进行评审；同时加入了对外部操作的要求和考量；以提高医院网络和信息系统的安全性、抗攻击性，保障医院业务系统持续稳定运行。②智慧医疗服务：作为智慧医院重要内容，指医院针对患者的医疗服务需要，应用现代信息技术改善患者就医体验，加强医疗服务质量，促进医患信息互联共享，提升医疗服务智慧化水平的新型医疗服务；主要包括医院智慧便民服务信息系统和医院电子病历系统两方面，含智慧医疗服务的预约诊疗、急救衔接、远程医疗和电子病历系统；医院建立线上、线下相融合的就医智慧服务信息系统和具有辅助决策支持功能的以电子病历为核心的临床信息系统（CIS）。从多个维度综合评估智慧医疗服务信息系统具备的功能、应用范围、应用程度；引导医院沿着功能实用、信息共享、服务智能的方向建设完善智慧便民服务信息系统和科学、合理、有序地发展电子病历系统。③智慧医院管理：包括行政管理和后勤管理两大部分。行政管理包括人事管理、决策管理、会议管理，医疗质量管理；后勤管理包括财务管理、物资管理和智能楼宇管理。④信息标准应用：具体按照《国家医疗健康信息医院信息互联互通标准化成熟度测评方案》《医院信息互联互通标准化成熟度测评指标体系》进行实时评估和相应建设。⑤新兴技术应用：医院推进大数据、人工智能和5G技术与医疗健康领域的融合，能提升医院面向智慧患者服务、智慧临床诊疗、智慧急救、智慧科研教学、智慧分级诊疗、智慧医院管理、互联网医院等领域的全面智慧化；例如：基于 5G 公网或专网实现远程视频诊断、会诊、直播、手术、示教、急救、超声、病理等。

2. 互联网医院联动 根据当地实际情况，积极搭建互联网医院平台、区域互联网医疗服务平台、基层互联网医疗服务平台、互联网＋健康管理服务平台、互联网＋智慧康养服务平台等。并明确当地互联网医院联动建设目标，如：通过互联网＋治疗方案的讨论交流有效增强医护队伍的培养和建设，通过互联网医院对患者的筛选分组实现精准的患者输送从而推进分级诊疗的落实，推动医疗同质化服务。

打造互联网＋医疗健康服务闭环：通过线上线下慢性病管理与增值医疗健康服务的融合，打造专业化的管理互联网＋医疗的闭环服务。慢性病内容包括患者随访、术后随访、健康管理服务等。

3. 搭建多发性骨髓瘤远程医学平台 借助互联网医院单中心建设和多中心联动，各中心作为医院远程门诊、远程查房、远程会诊、多学科协同诊疗等持续质量提高的平台，协调必要的医疗资源、绿色通道，实现对疑难危重多发性骨髓瘤患者的有效照护。

二、基于学科层面的建设

1. 血液病专科联盟建设 基于国家和区域网络医

院建设的平台，在区域性中心医院和基层医院的联盟结构内，建立学科联盟。例如：四川大学华西医院组建的网络华西血液联盟，通过线上模式实现了包括诊断和治疗、远程会诊、上下级的转诊的医疗互动，有力促进基层医院和上级指导医院的疾病诊治同质化，有效带动了当地的医疗水平提高。

通过前期实践经验发现，有些基层医院可能认为血液病对他们来说是少见病，但通过把非常重要的知识、技能、操作等作为信息化建设中的重要内容后，例如患者出现相应的症状、体征、球蛋白增高可能提示做免疫功能的检测、血清蛋白的检测，基层医务人员识别血液病并建议血液专科分流的诊断能力明显提升。治疗也是同样如此，即便相对基层的医院，他们可能没有这样的用药经验，但是通过信息化内容建设，具体包括从一线诱导治疗到巩固治疗、适合造血干细胞移植患者的筛选条件、不适合造血干细胞移植的排除条件、我们国家医保批准的新药、中国专家诊治指南的发布等关键治疗环节和内容等，他们会同步或快速知晓、掌握并更新各自平台多发性骨髓瘤规范化治疗的现状。用比较时髦的话来讲，有效缩短了基层医生的学习曲线，即使不增加太多的患者，信息化的手段能够促使基层医生掌握一些要求的常见病、多发病，而且有这种意识进行这方面的诊断和治疗。

2. 多学科协作 通过多发性骨髓瘤随访管理平台、线上线下协作和共同培训，组建多学科知识和技能的"团队"，拥有肾脏内科、骨科、神经内科、影像科、心理卫生、营养、运动医学、康复医学等多学科专业知识和实用技巧的多发性骨髓瘤管理团队，真正能够起全维度的多发性骨髓瘤疾病管理、协调、健康促进作用。

三、基于疾病层面的建设

通过上述线上＋线下体系建设，形成健康医疗大数据中心。借助云计算、数据分析、数据挖掘，实现患者的个性化管理（精准医学）及医保费用的精细化管理，实现多发性骨髓瘤专病的智能化全面管理。

1. 建立多发性骨髓瘤专病数据库 具体操作目标包括：①实现数据质量的稳定；②实现数据的自动获取；③实现按照标准数据集的数据产出；④实现用户熟练使用系统功能。

标准数据集的建设是专病数据集建设的第一步，也是最重要的一步，后续的数据集成、模板构造，数据应用都将围绕该数据集进行开展。多发性骨髓瘤标准数据

117

集的建立以中外权威指南为基础，如 NCCN 肿瘤临床实践指南（2020 年版）和中国多发性骨髓瘤诊治指南（2020 年修订），结合本院特点自定义模块及数据元。该数据集包含患者人口学信息、就诊记录、现病史、既往史、个人史、家族史、体格检查、诊断信息、实验室检查、超声检查、影像学检查、病理及免疫组化、内科治疗、药物治疗、CAR - T、放射治疗、手术治疗、干细胞移植、不良反应、疗效评价、随访、样本库等模块。数据主要来源于各个互联网医院的电子病历系统，也包括来自其他来源的数据，例如生物样本库等。为了方便数据提取，针对每一个数据项进行详细的原始数据来源映射和规则匹配，为实现临床科研一体化打下坚实基础。

第二步是实现多发性骨髓瘤专病数据库的时效性更新。多发性骨髓瘤患者关键治疗节点和疗效评估，由多发性骨髓瘤治疗表在诊治环节实时更新、填写、入库；在方便真实世界医疗实践过程的同时，实现电子数据集的时效性跟进。建立多发性骨髓瘤患者连续的随访档案，医生可根据更完整的院内就诊记录及院外管理记录快速地了解患者整体健康情况，为多发性骨髓瘤诊治增加更多维度的验证依据。

第三步是在各中心多发性骨髓瘤专病数据库的建立的基础上,搭建多发性骨髓瘤多中心大数据研究平台。通过对多源异构数据的集成、共享,建立覆盖多发性骨髓瘤临床－科研一体化、疾病智能预测、科研知识库及医学研究、真实世界研究等多种数据利用场景的医学研究模式,有效带动医学研究成果的产出与转化,同时为多中心多发性骨髓瘤医学研究提供强大的数据及技术支撑。从数据共享的角度来看,发展多发性骨髓瘤疾病"超大规模队列"和跨机构整合、合作、共享的"数据飞地"。

2. 建立多发性骨髓瘤临床路径和多发性骨髓瘤单病种管理 规范和合理化统一多发性骨髓瘤全病程随访管理服务,加强多发性骨髓瘤患者院内、院外随访管理;增强患者与医院的黏性,提高复诊率,实现慢性病相关的精细化管理;同时为慢性病患者提供多领域、多学科、全方位、全生命周期的照护服务;实现医、护、康、养、防、救一体化发展;形成多发性骨髓瘤专病队列,相关学科发展快速,基金、论文的增长显著,使临床工作和临床科研有机地整合在一起;疾病知晓率、管理率、控制率得到显著提高;有效遏制医疗费用的不合理增长,药占比、耗占比下降,由于收费结构的调整,医院利润并不下降而是增高；单病种付费、总额预付制度下，费用结余增加尤为明显；减少因医疗健康问题所导致的损失。

3. 建立多发性骨髓瘤宣教平台　多发性骨髓瘤宣教平台（直播会议、患者宣教等）建设能够赋能并促进患者成为疾病的自我管理，将患者组织起来共同与疾病斗争。通过患者间相互的监督与带动作用，短期可有效推进让患者的临床疗效指标趋于稳定，中长期可极大延缓疾病进展。

4. 建设多发性骨髓瘤专病的智能化管理　通过上述线上＋线下体系建设，形成多发性骨髓瘤专病大数据中心。借助云计算、数据分析、数据挖掘，实现患者的个性化管理（精准医学）及医保费用的精细化管理，助力多发性骨髓瘤疾病的医教研全面发展。

四、均衡的时效性联动推广

1. 政策的同步　顺应医改大方向，抓住医疗核心业务，在医疗机构及医疗生态链各环节，围绕政府、医院、医生、患者、医药、保险等，同步渗透并落实智慧医疗生态的必然性和相关政策的扶持，强调加快建设并准备接受国家、省、市卫健委调研组考核的重要性。

2. 人员培训 通过多发性骨髓瘤管理平台、线下管理和培训，赋能医护人员，将每个医生转变成拥有多学科知识和技能的"团队"，拥有心理、营养、运动、康复等多学科专业知识和实用技巧的"健康管家"赋能患者，使得管理责任人作为患者的健康（疾病）责任人，真正能够起核心的管理、协调、健康促进作用。

需要强调的是，即便基层医生还是应该知道信息化对未来行医是非常重要的。现在国家住院医生规培、专科医生规培会到比较好的医院规培；基层医院人员，如果没有信息化管理知识的储备和技能，其实会被淘汰，不能适应未来医学的快速发展。

3. 统一管理 建设以责任制为基础的多发性骨髓瘤科学管理体系。项目管理责任人起核心的管理与协调作用，多发性骨髓瘤医疗责任人、多发性骨髓瘤护理责任人、多发性骨髓瘤信息化责任人分管并协作，具体负责通过线上、线下模式完成各级中心、各部门医疗和信息化水平同步化建设和更新。

综上所述，多发性骨髓瘤诊疗信息化，是探索血液专科协作和协同发展的新契机，将为推进分级诊疗落实、促进区域医疗资源共享、推动医疗同质化服务、规范肿瘤诊疗质量、助力学科发展协作发挥积极作用。

第七章　多发性骨髓瘤诊疗人才培养及人力资源配备

第一节　多发性骨髓瘤诊疗人才培养

一、全面优化人才培养模式

（一）加强师资培养

为适应器官系统整合课程及 PBL（problem - based learning）等教学方法，对教师专业素养、临床技能提出了较高要求。教师必须破除传统教学观念，打破基础医学与临床医学的界限，掌握包括基础医学、临床医学及医学人文素养等多学科的专业知识和能力素养。因此在施行过程中，我们在教师选择中主要以高年资主治医师及以上职称的教师为主；而且遴选的老师必须有扎实的基础理论知识和丰富的临床经验，热爱教学，乐于奉献。教师需要加强教育理论的学习，使教师对高等医学教育特点、教学改革方向及改革措施有进一步了解，从而建立科学的医学教育理念。临床学院有计划地针对上大课教师进行岗前培训、师资教育培训及临床教学技能培训等，使教师基本教学技能得到提升，派教师到国内外临床教学有较高影响力的院校交流学习，进一步改善教师知识结构，提高综合能力。在教学过程中，不定期派学校教学经验丰富的专家进行课堂督导，对专家在听课中发现的问题课后及时召开反馈会，讨论存在的问题及整改措施，起到教学相长的作用。为了解学生在教师授课过程中的学习情况，定期给学生发放问卷调查表了解教师在整个教学过程中的教学情况，对学生反馈意见及时整改。另外，临床学院相关部门需要进一步重视年轻教师培训，包括课前对青年教师进行试讲、集体备课、参加学习性听课、组织青年教师参加校内外的各种教学比赛活动等，提高教师教学水平。临床学院还出台一系列激励政策，将教学完成情况纳入年终考评中，根据教学过程中的表现情况对教研室、科室及个人分别给予经济或精神方面的奖励，不断激励全院医师热衷于教学，投身到医院教学工作中，为提高教学质量做贡献。

　　由于多发性骨髓瘤的诊断非常依赖临床实验室的数据，如骨髓细胞形态学、流式免疫分型、染色体、多重

PCR检测相关融合基因，二代测序检测基因突变及骨髓活检等。因此，在这部分的教学重点是如何使学生能相对准确地给出检查项目并依据此做出准确诊断。在带教中，将以治疗指南为准，引导学生逐步开展检查，以获得最佳治疗效果。在具体教学过程中，以模拟式的情景教学开始再到临床实践中真实操练，指导学生们跟随查房、询问病史、体格检查、开具医嘱和书写病历等。

教师也需要不断提升自我，关注自我发展。一些治疗手段的发展日新月异。比如，CART细胞免疫治疗以及造血干细胞移植在多发性骨髓瘤中的应用，高通量测序技术的发展和成熟。那么，在教学中需要组织学生们学习其基本原理，了解适用人群、实际病例和患者管理。因此，适时地自我更新知识并介绍给学生，组织他们自主学习也成为教学内容的一个重要补充。在教学中是否覆盖了临床的各个环节、诊疗中的重点与难点并兼顾了临床现状与发展趋势都值得仔细思考，同时也需要在不同的带教教师间进行交流并形成教研室内的共识。

（二）临床整合课程教学新模式

全国医学教育改革会议明确指出"改革教学内容与课程体系，推进医学基础与临床课程整合"，为适应临床医学教育改革的需要，需要不断研讨修订临床医学教学培养方案，对临床医学教学内容、教学方式方法、教学环节、学生学习效果评价等进行改革，推进器官系统的整合课程，先后成立呼吸、消化、循环、神经、泌尿等10余个器官系统整合教学组，更好促进课程整合，减少不必要的授课内容重复，将基础医学、临床医学科目及公共科目有机结合。编写各器官系统整合教学大纲，并将授课内容与执业医师资格考试内容接轨，使执业医师资格考试考点渗透到教学大纲中，使学生临床思维和综合运用知识的能力得到提升。

血液系统疾病临床表现复杂，在诊疗过程中往往和多个科室关系密切。传统多发性骨髓瘤诊疗往往涉及外科、病理科、影像科、血液科及放疗科的反复就诊过程，如果患者症状不典型或因不易取得包块行病理活检，可能会在多科室间往返咨询，直至明确诊断才能接受治疗。比如，当化疗效果不理想，是否要建议患者联合放疗；化疗效果尚可，患者局部病变是否还要接受放疗等。如果科室诊疗意见不一致，患者对治疗的选择将无所适从，甚至出现诊治不当。因此，在血液科运用多学科综合诊疗模式，可以使患者获益最大。同时将多学科协作诊疗思维模式应用到临床教学中，年轻医生通过该教学模式可以获得该疾病相关的其他学科或领域的知识，提高学习效率和学习热情。

（三）PBL 教学方法改革

由于医学人才培养不仅是某一学科知识，也不仅是临床技能部分，其体现基础与临床结合，重视考核学生结合学习的医学知识，提出问题、分析及解决问题的能力。目前公认的解决方案是"以学生为中心"的培养模式，让学生早临床、多临床，提升学生临床思维能力。教学过程中尽可能用相关临床病例讲解有关教学内容，为此大力推进基于临床病例的 PBL 教学方法。该教学法是基于问题学习的方法，是以学生为主体的教学方法，通过临床案例诱导学生自己发现问题、提出问题、分析问题、解决问题的能力，同时培养学生自主学习和终身学习等能力。根据本校实际，成立临床医学PBL 教学组，加强以问题为中心，以学生讨论为主体的小班教学模式。PBL 教学方法实现了以教师为中心的教学模式向以学生为中心的教学模式转变，将基础医学与临床知识有机结合，培养了学生在职业道德、自主学习、创新思维、医患沟通、分析解决问题能力和团队合作精神等综合能力和素养。

在学习多发性骨髓瘤时首先让学生复习回顾多发性骨髓瘤的基本理论知识。由于老年多发性骨髓瘤患者存在一般状态较差、基础疾病多以及主要脏器功能差等特点。这些因素综合起来使得治疗难度增加，疗效受到影响。进入临床通过对数例老年患者的问诊，了解了多发性骨髓瘤患者起病主要症状和体征，使学生亲自感受老年多发性骨髓瘤患者合并症对其生存状态和预后的影响，接着提出哪些因素有可能影响患者的疗效和预后的问题让学生思考。于是带着问题，学生从书本及文献中获得相关理论知识，再回到临床让学生们观察并阅读实验室检查报告。通过对临床资料的分析找出影响老年多发性骨髓瘤患者疗效和预后的因素包括年龄大、基础疾病多、临床分期晚、血清白蛋白水平和 β_2 - MG 异常升高、高危遗传学异常等。最终将所学理论知识与临床实践结合起来，这对于学生新一轮的学习有很大帮助。在此基础上，在教师指导下逐步由典型病例上升到疑难、罕见病例让学生自己去发现问题、思考问题、解决问题，变被动为主动，然后在新的高度上进行新一轮的实践学习。如此反复循环上升达到不断提高教师教学效率和学生学习兴趣的双丰收。

（四）针对性设计练习和考核

鉴于临床医学知识面广，课程综合性强，不易记忆和掌握，所以我们在平时的教学时注意设计课堂练习，课后要求学生完成布置的思考题，经常开展阶段测试，课后均穿插相关考试题目讲解，并在临床医学课程授课中将基础医学融入到教学之中。在目前已实施的基础医学课程考试、临床专业课程考试及毕业前考试基础上，增加灵活多样化的考试方式，合理设置考试方案及考试内容，避免了考试中的主观性，减少了考核的变异性，加强了考试中的客观性及可操作性。教学实践中通过针对性练习和考核，查缺补漏，夯实基础，提高学生综合应用知识和实战的能力。

（五）开展多形式教学模式改革

为提升学生学习效果，我们开展了多种形式的教育方式方法改革，营造良好的自主学习氛围。因此在教学实践中把网络信息技术与临床医学专业特点结合，强化多媒体教学，充分发挥网络平台优势，进行网络化课程教学，开展以学生为中心的 PBL 等教学方法改革。积极开展各种教学手段，拓展学生学习空间，促进以器官系统整合的多学科融合，将基础与临床知识有机结合；同时结合床旁教学、小班讨论式 PBL 教学等形式的互动式临床医学教学平台。为学生提供个性化自主学习方案，激发了自主学习能力和开拓了创造性思维能力，提升学生自主学习成效。

（六）注重培养教学管理人员

引进各种层次的教学管理人员，加强其业务能力和管理知识的培训，提高他们的专业和管理水平，以更好适应临床教学管理及创新的需求。引进先进的管理信息平台，提高教学管理人员工作效率。不断完善管理制度，规范各类教学管理流程，向精细化、循证决策管理过渡。

二、培养模式探索

1. 分层培养模式 随着我国内科学各专科的深入发展，病房收治患者的病种专科化趋势日益突出。病房设置由主任医师或高年资主治医师负责指导多发性骨髓瘤诊疗，而医疗小组的临床工作主要由高年资住院医师在主治医师的指导下进行直接或辅助管理多发性骨髓瘤相关病例。

2. 危重症模拟培训课程及考评 采用集中授课或小组讨论等多种授课形式打造多发性骨髓瘤相关基本理论课程、基本技能课程、专科疾病高级理论课程、专科高级技能课程等多种理论和技能课程，充分利用线上学习平台，提供线上自学与线下讨论相结合的学习方法，拓宽获取知识和技能的途径。另外，年轻医生普遍存在危重症病例暴露过低、抢救经验不足的情况。在模拟专科危重症巡诊及模拟教学课程的测试阶段，同期录制标准讲解视频，并组织来自各专科的青年教学骨干，配套设置了互动式巡诊课程。科室定期组织临床住院医师采用互动式巡诊、标准视频教学、线上自学、现场操作及实时考评反馈等形式开展内科危重症培训，以弥补内科学系学员普遍存在危重症病例暴露不足问题。与传统教学模式相比，更接近临床真实情境，可同时组织面向不同教学对象的培训（如抢救的指挥者、执行者或参与者等），进行分层教学，这样组建的培训团队角色分工明确，有助于提高团队成员的合作交流能力及指挥者的组织管理能力。该培训方法是模拟培训在内科学系住培中的积极尝试，可以暴露出学员在核心胜任力不同维度上存在的问题，为下一阶段的培训提供指导方向。在危重症模拟培训过程中，可对学员的表现进行及时性评价和反馈，学员的评分与其在年度考核环节中的表现具有很好的相关性，提示内科学系危重症模拟培训考评涵盖患者照护、医学知识、职业素养、人际沟通、自省改进和教学能力，可全面反映学员的临床能力。

3. 基础与临床相结合　医院积极倡导落实基础与临床相结合的举措，具体做法为：①注重临床知识产权的申报；②注重临床 SCI 论文的写作；③注重临床新技术引进奖的申报；④注重临床样本资源库的建立；⑤注重临床资源的挖掘与总结；⑥注重医学科学家培养等服务思想。同时在科室设立科研岗来加强基础与临床结合，该岗位职工由硕博士毕业的研究生承担，工作重点和考核标准均以科研为主，在工作中发现临床实际需求，开展科学研究，积极推进基础与临床相结合。

第二节 多发性骨髓瘤诊疗人才资源配备

随着现代医疗的改革，国内医院通过优化自身的人力架构和资源配置，在医疗市场上的占比不断扩大。为了提高医院的运营效率，给医患提供更好的服务，必须加强医疗改革体制，促进调整内部人员架构，合理安排配置，使医院的各项资源充分得到发挥。也只有通过对医院各个部门、各个科室的人员进行优化配置，设置合理的竞争机制，提高人力资源绩效管理等扭转当前消极疲软的人员问题，充分调动医院员工的积极性和主动性。

临床分册

第一章 多发性骨髓瘤的规范化诊断

第一节 疾病概述

多发性骨髓瘤（MM）是一种以骨髓中单克隆浆细胞异常增殖为特征的恶性疾病。克隆性浆细胞浸润组织器官及其分泌的 M 蛋白可导致各种临床症状，其中以高钙血症（C）、肾功能损害（R）、贫血（A）和骨病（B），即 CRAB 为其特征。

第二节 临床表现

大部分多发性骨髓瘤患者慢性起病，早期可无症状，随着疾病进展，骨髓瘤细胞负荷或（和）M 蛋白水平逐渐增高，出现各种症状和体征，包括 CRAB 及其他临床表现。

一、骨痛和骨质破坏

多发性骨髓瘤患者骨组织被大量破坏，形成溶骨性病灶，即多发性骨髓瘤骨病，可引起骨痛、病理性骨折、截瘫和高钙血症。

骨痛是多发性骨髓瘤最常见的症状，80%多发性骨髓瘤患者存在骨痛症状。疼痛部位多见于腰背部、胸背部，也可出现肋部、肢体疼痛。骨痛开始较轻，呈游走性、间歇性，活动时加重。

多发性骨髓瘤患者常常稍用力或不经意的情况下就会发生骨折，称之为病理性骨折。2/3的患者可发生病理性骨折。胸腰椎压缩性骨折常见，也可以是锁骨、肋骨骨折。约10%的患者因脊柱骨折造成的机械性压迫引起神经系统症状，严重者造成截瘫（图1-1、图1-2、图1-3）。

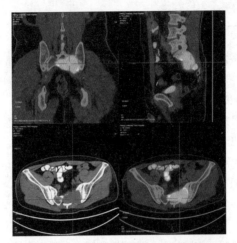

图1-1 PET-CT显示骶骨骨质破坏，伴软组织形成

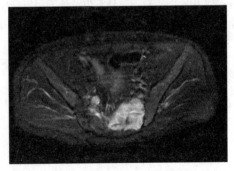

图1-2 MRI显示骶骨骨质破坏合并软组织肿块

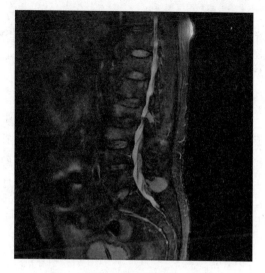

图 1 - 3 MRI 显示髓外病变压迫脊髓

二、肾功能损害

肾功能损害是多发性骨髓瘤常见的并发症。多发性骨髓瘤患者体内存在大量游离轻链，超过近曲小管的重吸收能力，导致肾小管堵塞，可发生急性或慢性肾功能损害，表现为蛋白尿、肾小管性酸中毒等。初诊时 20% ~ 50% 的多发性骨髓瘤患者存在肾功能损害，需要透析治疗的晚期肾衰竭发生率达 3% ~ 12% 。治疗后能使一部分患者的肾功能逆转，甚至恢复至正常范围，但也有一部分患者（尤其是肾脏损害时间比较久的患者）肌酐无法降至正常水平。

三、高钙血症

高钙血症约见于 15% 的多发性骨髓瘤患者，主要由于广泛的溶骨性改变和肾功能损害所致。少数患者由于骨髓瘤细胞产生甲状旁腺激素相关蛋白而诱发。高钙血症患者往往表现为食欲差、恶心、呕吐、便秘、浑身乏力等，严重者可出现意识模糊、昏睡、致命性严重心律失常。

四、贫血

贫血见于 3/4 的多发性骨髓瘤患者，多为轻、中度贫血，由于肿瘤细胞浸润骨髓、肿瘤细胞因子抑制造血、肾功能损害导致促红细胞生成素产生减少以及红细胞寿命缩短等因素所致。轻度贫血患者可以没有症状，随着疾病进展，贫血逐渐加重，重度贫血患者可表现为头昏、疲乏无力、心慌、气短、面色苍白。

五、发热与感染

感染是多发性骨髓瘤患者常见的并发症，也是最重要的死亡原因之一。主要原因是正常免疫球蛋白产生受到抑制，生成减少，以及 T 细胞功能异常和中性粒细胞减少，从而导致患者免疫功能低下。我国多发性骨髓瘤患者严重感染发生率为 19.3%。最常见的感染部位是呼吸道，表现为支气管炎或肺炎。病原微生物以细菌多见，也可以是真菌、病毒。多发性骨髓瘤患者也容易发生带状疱疹感染，尤其是治疗后免疫力低下的患者。

六、出血倾向

多发性骨髓瘤患者出血多见鼻出血、牙龈出血和皮肤紫癜。主要与 M 蛋白吸附于血小板表面、包裹凝血因子以及沉积于血管壁等因素有关。晚期由于骨髓功能衰竭，血小板计数明显减少，可发生严重出血。

七、淀粉样变性

多发性骨髓瘤细胞产生大量轻链，可沉积于全身各组织器官，常累及皮肤、舌、心脏等部位，称为淀粉样变性。临床上表现为皮肤黏膜出血、舌体肥大、心肌肥厚、腹泻以及周围神经病变等。常见于 IgD 型及 λ 轻链型骨髓瘤。

八、髓外病变

多发性骨髓瘤细胞可以从骨髓迁移至髓外任何部位生长，累及骨髓之外的其他组织和器官，称之为髓外病变。髓外病变可分为骨旁髓外病变与软组织相关髓外病变。骨旁髓外病变是指多发性骨髓瘤细胞突破骨皮质累及周围连续性软组织的病变；软组织相关髓外病变是指通过血源播散到髓外的软组织或其他器官的病变。研究发现不论是初诊多发性骨髓瘤还是疾病进展过程中发生的软组织相关髓外病变，其预后都比骨旁髓外病变差。

九、多发性周围神经病变

周围神经病变（PN）在多发性骨髓瘤患者中发生率较高，初诊多发性骨髓瘤患者 PN 发生率为 1% ~ 20%。PN 包括感觉神经病变、运动神经病变及自主神经病变，其中以感觉神经病变最为常见。

多发性骨髓瘤疾病引起的 PN 主要由于 M 蛋白及继发性代谢异常，以及肿瘤压迫、浸润所致，主要表现为远端对称性感觉神经病变，四肢末端感觉异常、麻木、烧灼感等，症状通常较温和，少数情况下可致残。神经根受压时可表现为不同程度的根性疼痛。

第三节 辅助检查

一、基本检查

(一) 血液检查

血常规、肝肾功能 (包括白蛋白、乳酸脱氢酶)、电解质 (包括血清钙水平)、凝血功能、血清蛋白电泳 (包括 M 蛋白含量)、免疫固定电泳 (必要时加做 IgD)、血清免疫球蛋白定量 (包括轻链)、β_2 - 微球蛋白、外周血涂片 (浆细胞百分数)。免疫固定电泳 IgG - λ 单克隆区带见图 1 - 4。

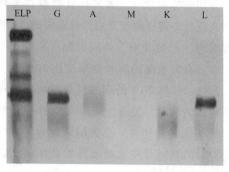

图 1 - 4　免疫固定电泳 IgG - λ 单克隆区带

（二）尿液检查

尿常规、尿蛋白电泳、尿免疫固定电泳、24 小时尿轻链定量。

（三）骨髓检查

骨髓细胞学分类、骨髓活检＋免疫组化（骨髓免疫组化建议包括以下分子的抗体：CD19、CD20、CD38、CD138、κ 轻链、λ 轻链、CD19、CD20、CD56）。

（四）影像学检查

全身 X 线片，部位包括头颅、骨盆、四肢骨、全脊柱（颈椎、胸椎、腰骶椎）。长期以来，X 线片检查曾作为诊断多发性骨髓瘤骨质破坏的金标准，是 Durie－Salmon 分期的标准之一。多发性骨髓瘤在 X 线片上的典型表现是穿凿样改变及扁骨骨质缺损。X 线片检查过程简单，价格便宜，基层医院可以开展，但敏感性差，只有骨小梁的溶骨性病变达 30% 以上时才能显示阳性，故约 20% 的多发性骨髓瘤患者在确诊时骨骼检查为阴性。另外，全身 X 线片检查辐射较多，一些部位（如锁骨）不能清晰显影，与内分泌等因素引起的良性骨质疏松或骨质破坏相比缺乏特异性对比。

（五）其他检查

胸部 CT、心电图、腹部 B 超等。

二、推荐检查

（一）血液检查

血清游离轻链，心功能不全及怀疑合并心脏淀粉样变性或者轻链沉积病患者检测心肌酶谱、肌钙蛋白、B 型钠尿肽或 N 末端 B 型利钠肽原。

（二）尿液检查

24 小时尿蛋白谱（多发性骨髓瘤肾病或可疑肾淀粉样变性）。

（三）骨髓检查

1. 流式细胞术（图 1-5）　建议抗体标记采用 4 色以上，应包括针对如下分子的抗体：CD19、CD45、CD56、CD20、CD38、CD138、κ 轻链、λ 轻链；有条件的单位加做针对 BCMA、CD27、CD28、CD81、CD117、CD200、CD269 等的抗体。

克隆性浆细胞免疫表型为：CD138$^+$ CD38bright$^+$ CD56bright$^+$ cKappa$^+$ CD19$^-$ CD200partial$^+$ CD45$^-$ CD20$^-$ CD13$^-$ CD117$^-$

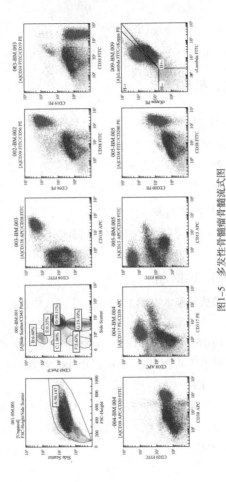

图1-5 多发性骨髓瘤骨髓流式图

144

2. 高分辨染色体核型分析　虽然多发性骨髓瘤常规染色体核型有一定局限性，但在多发性骨髓瘤的预后判断中仍有一定价值，推荐使用高分辨率染色体模型分析作为多发性骨髓瘤遗传学检测方法之一；建议使用细胞因子刺激培养法制备染色体标本，以获得更多分裂相。

3. 荧光原位杂交（图1-6）　建议CD138磁珠分选多发性骨髓瘤细胞或行胞浆免疫球蛋白轻链染色以区别浆细胞，检测位点建议包括：IgH重排、17p缺失（p53缺失）、13q14缺失、1q21扩增；若荧光原位杂交检测IgH重排阳性，则进一步检测t(4;14)、t(11;14)、t(14;16)、t(14;20)等。

4. 影像学检查　局部或全身低剂量CT，全身或局部MRI（包括颈椎、胸椎、腰骶椎、头颅），PET-CT。

CT扫描不仅可发现早期骨质破坏，而且可发现病程中出现的溶骨性病变。但CT扫描不能区分陈旧骨质破坏病变部位是否存在活动性骨髓瘤。全身低剂量CT（WB-LDCT）技术检测全身溶骨性病变准确性高，无需造影剂，辐射剂量比标准CT低2~3倍。有些研究显示，WB-LDCT在诊断溶骨性病变方面优于全身X线片，具有更高敏感性和较高检出率，尤其适合脊柱和骨盆病变的检测。CT还能提供脊柱不稳定和骨折风险信息，指导放射治疗和外科手术治疗。

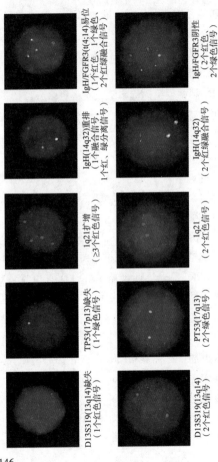

图1-6 多发性骨髓瘤典型遗传学异常的FISH信号图

（上图为阳性结果，下图为正常对照）

D13S319(13q14)缺失（1个红色信号）

D13S319(13q14)（2个红色信号）

TP53(17p13)缺失（1个绿色信号）

PT53(17q13)（2个绿色信号）

1q21扩增（≥3个红色信号）

1q21（2个红色信号）

IgH(14q32)重排（1个融合信号，1个红、绿色分离信号）

IgH(14q32)（2个红绿融合信号）

IgH/FGFR3t(4;14)易位（1个红色、1个绿色、2个红绿融合信号）

IgH/FGFR3阴性（2个红色、2个绿色信号）

146

PET – CT 可以检测骨质破坏，评估肿瘤负荷和疾病活动性。PET – CT 检测骨损害的敏感性和特异性为80%～100%。PET 功能性成像与 CT 形态学评估的结合使其识别髓外病变最为有效。与 MRI 相比，PET – CT 有较高敏感性和特异性，但是其对脊柱的敏感性低，对弥漫性病变的漏诊率约30%，对于 PET – CT 检查表现为阴性者应加做脊柱 MRI。

MRI 对诊断多发性骨髓瘤骨病很有价值，对软组织和骨髓的分辨率很高，是检测弥漫性骨髓浸润和压缩性骨折最敏感的手段，有利于早期发现骨病变，尤其对于评估冒烟型骨髓瘤（SMM）和意义未明单克隆免疫球蛋白增多症（MGUS）疾病进展和指导早期治疗有较高价值，能够区分骨质疏松是良性变化还是肿瘤细胞浸润所致，对骨痛明显区域做 MRI 扫描可了解肿瘤大小和侵犯深度，以及是否压迫神经根。通常，MRI 显示的多发性骨髓瘤病灶表现为 T1 加权低信号，压脂 T2 加权高信号，T1 加权序列对比增强，椎间盘通常作为信号强度参考。根据 MRI 扫描厚度，直径至少5mm 才能定义为局灶性骨损害。

美国国家综合癌症网络（National Comprehensive Cancer Network，NCCN）指南推荐 WB – LDCT、PET –

CT 作为评估初诊多发性骨髓瘤骨病的标准，只有在无其他技术可用时才考虑 X 线检查。如强烈怀疑髓外病变、寡分泌或不分泌多发性骨髓瘤或需要系统评估微小残留病（MRD）时，推荐 PET－CT 进行治疗反应评估。如果 WB－LDCT、PET－CT 为阴性，考虑 MRI 检测骨质破坏情况，以区分症状性多发性骨髓瘤和 SMM。

2015 年国际骨髓瘤工作组（International Myeloma Working Group，IMWG）将 CT 或 WB－LDCT 或 PET－CT 上 ≥1 个溶骨损害，MRI 上 >1 个明确的（≥5mm）局灶性骨损害（FL），作为多发性骨髓瘤骨病诊断标准。对于压缩性骨折，需用 X 线或 MRI 检查骨折部位是否存在溶骨性病变。若存在溶骨性病变，则为多发性骨髓瘤；若未发现溶骨性病变，则不被视为多发性骨髓瘤。

5. 其他检查 怀疑淀粉样变性者，需行腹壁皮下脂肪、骨髓或受累器官活检，并行刚果红染色。怀疑心功能不全及怀疑合并心脏淀粉样变性者，需进行超声心动图和心肌 MRI 检查。

第四节 诊断标准

综合参考 NCCN、IMWG 指南，诊断 MGUS、无症状（冒烟型）骨髓瘤和有症状（活动性）骨髓瘤的标准如下。

一、MGUS

IMWG2014 年诊断标准分为三类。

1. 非 IgM 型 MGUS，需符合下述 3 项标准。

（1）血清单克隆免疫球蛋白（非 IgM）<30g/L。

（2）骨髓中克隆性浆细胞 <10%。

（3）临床上无 CRAB 和淀粉样变性。

2. IgM 型 MGUS，需符合下述 3 项标准。

（1）血清单克隆 IgM <30g/L。

（2）骨髓中淋巴样浆细胞 <10%。

（3）无贫血、体质性症状、高黏血症、淋巴结病或脾大。

3. 轻链型 MGUS，需符合下述全部标准。

（1）异常游离轻链比值 <0.26 或 >1.65。

（2）异常轻链水平升高。

（3）免疫固定电泳无免疫球蛋白重链表达。

（4）24 小时尿 M 蛋白定量 <500mg。

（5）临床上无 CRAB 和淀粉样变性。

（6）骨髓中克隆性浆细胞 <10%。

二、无症状（冒烟型）骨髓瘤

无症状（冒烟型）骨髓瘤诊断标准，需满足以下两条。

（1）血清单克隆 M 蛋白（IgG 或 IgA）≥30g/L，或尿 M 蛋白 ≥500mg/24h，和/或骨髓克隆浆细胞比例 10%～59%。

（2）无相关器官及组织的损害（无 SLiM – CRAB 等终末器官损害表现）。

三、有症状（活动性）骨髓瘤

有症状（活动性）骨髓瘤诊断标准，需满足第（1）条加上第（2）条中任何 1 项。

（1）骨髓中单克隆浆细胞比例 ≥10%，和/或组织活检证明有浆细胞瘤。

（2）骨髓瘤相关的症状

1）靶器官损害表现（CRAB），需至少满足一项。

C：校正血清钙 >2.75mmol/L；

R：肾功能损害（肌酐清除率 <40ml/min 或血清肌酐 >177μmol/L）；

A：贫血（血红蛋白低于正常下限20g/L 或 <100g/L）；

B：溶骨性损害，影像学检查（X 线片、CT 或 PET‐CT)显示1处或多处溶骨性病变。

2）无靶器官损害表现，但出现以下1项或多项指标异常（SLiM）。

S：骨髓单克隆浆细胞比例≥60%；

Li：受累血清游离轻链/非受累血清游离轻链比值≥100；

M：MRI 检查出现1处以上 >5mm 局灶性骨质破坏。

第五节　分型与分期

一、分型

依照 M 蛋白类型分为 IgG 型、IgA 型、IgD 型、IgM 型、IgE 型、轻链型、双克隆型以及不分泌型。进一步可根据 M 蛋白的轻链型别分为 κ 型和 λ 型。

二、分期

(一) Durie – Salmon 分期 (表 1 – 1)

表 1 – 1　Durie – Salmon 分期

分期	分期标准
I 期	满足以下所有条件： 1. 血红蛋白 >100g/L 2. 血清钙 ≤2.65mmol/L 3. 骨骼 X 线片：骨骼结构正常或孤立性骨浆细胞瘤 4. 血清或尿骨髓瘤蛋白产生率低：①IgG <50g/L；②IgA <30g/L；③本周蛋白 <4g/24h
II 期	不符合 I 和 III 期的所有患者
III 期	满足以下 1 个或多个条件： 1. 血红蛋白 <85g/L 2. 血清钙 >2.65mmol/L 3. 骨骼检查中溶骨病变大于 3 处 4. 血清或尿骨髓瘤蛋白产生率高：①IgG >70g/L；②IgA >50g/L；③本周蛋白 >12g/24h

分期	分期标准
亚型	
A 亚型	肾功能正常（肌酐清除率 $>40\text{ml/min}$ 或血清肌酐水平 $<177\mu\text{mol/L}$）
B 亚型	肾功能不全（肌酐清除率 $\leqslant40\text{ml/min}$ 或血清肌酐水平 $\geqslant177\mu\text{mol/L}$）

（二）国际分期系统（ISS）（表 1-2）

表 1-2　国际分期系统（ISS）

分期	ISS 标准
Ⅰ 期	β_2 微球蛋白 $<3.5\text{mg/L}$ 和白蛋白 $\geqslant35\text{g/L}$
Ⅱ 期	不符合 Ⅰ 和 Ⅲ 期的所有患者
Ⅲ 期	β_2 微球蛋白 $\geqslant5.5\text{mg/L}$

（三）修订的国际分期系统（R-ISS）（表 1-3）

表 1-3　修订的国际分期系统（R-ISS）

分期	R-ISS 标准
Ⅰ 期	ISS Ⅰ 期和非细胞遗传学高危患者，同时 LDH 正常水平
Ⅱ 期	不符合 R-ISS Ⅰ 和Ⅲ期的所有患者
Ⅲ 期	ISS Ⅲ 期同时细胞遗传学高危患者或者 LDH 高于正常水平

注：细胞遗传学高危指间期荧光原位杂交检出 del（17p）、t（4；14）、t（14；16）

第六节　预后评估与危险分层

多发性骨髓瘤的预后因素主要可以归为宿主因素、肿瘤特征和治疗（治疗方式及治疗反应）三个大类，单一因素常并不足以决定预后。

宿主因素中，年龄、体能状态和老年人身心健康评估（GA）评分可用于评估预后。

总评分	患者状态
0	合适
1	中等
≥2	虚弱

年龄（岁）	评分
≤75	0
76～80	1
>80	2

活动量	变量	评分
完全自己洗澡或仅在浴池内需要帮助	>4	0
自己拿、穿衣服，可以辅助穿鞋	≤4	1
自己去厕所，穿脱衣和清洁厕具		

活动量	变量	评分
自己起床，躺下和坐下，站起，允许用辅助工具		
排泄：大小便完全自理		
自己进食		

活动量	变量	评分
能否自己打电话	>5	0
能否购物	≤5	1
能否烧菜做饭		
能否家务		
能否洗衣服		
交通模式：利用公共交通自由出行，或自己开车		
能否处理财务		

并发症	积分	变量	评分
心肌梗死	1	≤1	0
充血性心力衰竭	1	≥2	1
周围血管病变	1		
脑血管病	1		
痴呆	1		
慢性肺病	1		

并发症	积分	变量	评分
结缔组织病	1		
溃疡	1		
轻度肝病	1		
糖尿病	1		
糖尿病伴靶器官损伤	2		
中重度肾功能不全	2		
非转移性实体肿瘤	2		
白血病	2		
淋巴瘤	2		
转移的实体肿瘤	6		
中重度肝病	3		
艾滋病	6		

肿瘤因素中 Durie – Salmon 分期主要反映肿瘤负荷与临床进程，目前已越来越少应用；R – ISS 主要用于预后判断，是目前在国际上被广泛使用的预后评估体系。此外，Mayo 骨髓瘤分层及风险调整治疗(mSMART)分层系统也较为广泛使用，以此提出基于危险分层的治疗（表 1 – 4，表 1 – 5）。

表 1-4 初诊多发性骨髓瘤的 mSMART3.0 危险分层

高危		
高危细胞遗传学异常	t (4; 14)	
	t (14; 16)	
	t (14; 20)	
	17p 缺失	
	p53 突变	
	1q 扩增	
R - ISS Ⅲ期		
高浆细胞 S 期		
GEP：高危特征		
双打击骨髓瘤	任何两种高危细胞遗传学异常	
三打击骨髓瘤	3 种或以上高危细胞遗传学异常	
标危		
任何其他异常	三倍体	
	t (11; 14)	
	t (6; 14)	

表 1 – 5　复发性多发性骨髓瘤的
mSMART3. 0 危险分层

高危		
移植后 < 12 月复发或者在诊断 1 年内进展		
	FISH	17p 缺失
		t (4；14)
		1q 扩增
		t (14；16)
		t (14；20)
	高危 GEP	
	高浆细胞 S 期	
标危		
	任何其他异常	三倍体
		t (6；14)
		t (11；14)

治疗反应的深度和 MRD 水平对多发性骨髓瘤预后有明显影响。

第七节　鉴别诊断

血液中发现 M 蛋白，可能是克隆 B 细胞疾病（需与慢性 B 淋巴细胞增殖性疾病和某些淋巴瘤鉴别），而克隆性浆细胞疾病中，需要与 MGUS、SMM、AL 型淀粉样变性、孤立性浆细胞瘤（骨或骨外）、POMES 综合征等进行鉴别。单克隆免疫球蛋白相关肾损害（MGRS）是由于单克隆免疫球蛋白或其片段导致的肾脏损害，其血液学改变更接近 MGUS，但出现肾功能损害，需要肾脏活检证明是 M 蛋白或其片段通过直接或间接作用所致。如果是 IgM 型 M 蛋白，需要与华氏巨球蛋白血症（WM）、冒烟型 WM、IgM 型 MGUS 和其他血液淋巴系统肿瘤进行鉴别。

如果贫血为主要表现，需要仔细鉴别其他原因造成的贫血，包括常见的肾性贫血、营养不良性贫血、慢性炎症性贫血等。

以骨质破坏为主要临床表现者，还需要与转移性癌的溶骨性病变相鉴别。

骨髓检查中发现一定数量浆细胞，需要与反应性浆细胞增多症相鉴别。

另外，所有初步诊断为多发性骨髓瘤的患者都需要进行外周血涂片检查或者流式细胞术检测，若外周血克隆浆细胞≥5% 需诊断为浆细胞白血病。

第八节　经验谈诊断

一、诊断流程概览（图 1-7）

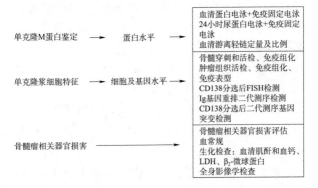

图 1-7　诊断流程概览

二、经验

多发性骨髓瘤诊断标准经历多次修订，总体情况为从重视数值向强调临床症状迁移。

首先强调骨髓克隆性浆细胞≥10%或组织活检证实的浆细胞瘤。浆细胞的比例通过骨髓细胞学来确定，流式细胞学和/或免疫组化用于确认单克隆浆细胞的存在。历史上曾出现多发性浆细胞瘤、巨灶性骨髓瘤等诊断，根据目前标准均可诊断为多发性骨髓瘤。骨髓中浆细胞数量低于10%，如果存在多发的骨质破坏，病理证实为浆细胞瘤，亦可以诊断为多发性骨髓瘤。骨髓中浆细胞数量低于10%，如果仅存在多发的软组织浆细胞瘤，无CRAB-SLiM，诊断多发性浆细胞瘤可能更合适。另外比较有争议的是，部分学者认为有3%～5%的多发性骨髓瘤患者骨髓克隆性浆细胞不足10%。根据目前标准，这部分患者不能诊断为多发性骨髓瘤，需要再次行骨髓穿刺术或局部病灶的组织学穿刺活检以明确诊断。

其次，M蛋白不再纳入至2014 IMWG多发性骨髓瘤诊断标准中，虽然骨髓克隆性浆细胞≥10%且产生"CRAB"症状的患者，≥99%在血尿中可检测到M蛋白，但如强调M蛋白这一指标的话，很少不分泌型多发性骨髓瘤病例将永远不能满足诊断标准。

最后，强调具备以下特征（SLiM）的SMM患者纳入活动性多发性骨髓瘤诊断，包括骨髓中浆细胞比例≥60%、受累轻链与正常轻链（FLC）比值≥100、MRI发现1处以上的>5mm的局灶病变。研究发现这些患者两年内约 80% 进展至症状性骨髓瘤，因此将其划归为活动性多发性骨髓瘤。

随着分子生物学技术和高通量测序技术的发展及其在多发性骨髓瘤中的临床应用，目前可以进行 IgH 重排的二代测序以检测多发性骨髓瘤的克隆演变并进行 MRD 监测，特定基因的二代测序可以检测基因拷贝数变异和突变，用来指导疾病预后评估、靶向药物选择及 MRD 监测。

第二章 多发性骨髓瘤的规范化治疗

第一节 多发性骨髓瘤整体治疗策略、不同药物类别及常用推荐剂量

一、骨髓瘤整体治疗策略

随着新药的不断问世，自体造血干细胞移植（ASCT）的应用以及检测技术的进步，多发性骨髓瘤患者的生存预后得到显著改善，中位生存时间已从 3～4 年延长至6～8 年。以硼替佐米、卡非佐米、来那度胺、泊马度胺、达雷妥尤单抗等为代表的新药纳入多发性骨髓瘤诱导、巩固、维持各个治疗阶段，为患者带来了显著生存获益。然而多发性骨髓瘤仍是不可治愈的疾病，因此多发性骨髓瘤治疗的主要目的仍是尽可能达到深度缓解以改善症状并延长生存期，同时尽可能减少治疗相关的不良反应，在延长生存期的同时提高患者的生活质量。

目前国内外临床均强调骨髓瘤个体化治疗策略。对

于年轻可耐受患者，可选择诱导后早期序贯 ASCT，老年不耐受患者应选择持续治疗方案以长期控制疾病。年龄 ≤70 岁，适合造血干细胞移植者，诱导治疗尽量避免使用烷化剂和亚硝基脲类药物，经有效的诱导治疗后应将 ASCT 作为首选；适合临床试验者，可考虑进入临床试验。一般在化疗 2 个疗程后对疾病进行疗效评估，达到微小缓解（MR）以及以上疗效时可用原方案继续治疗，未获得 MR 患者应该变更治疗方案。对于中高危患者，早期序贯 ASCT 更为重要。ASCT 后评估疗效，达最大疗效时进入维持治疗；高危患者或 ASCT 后未达 CR 疗效患者可考虑进行 2~4 个疗程的巩固治疗，然后再进行维持治疗。年龄 >70 岁，或因各种原因不适合造血干细胞移植者，持续治疗可选择 Rd 方案或其他方案联合化疗，一般建议至少治疗 9~12 个疗程。

二、不同药物类别及常用推荐剂量

（一）传统化疗药物

传统化疗药物包括烷化剂（马法兰、环磷酰胺、卡氮芥），糖皮质激素（强的松、地塞米松），抗微管蛋白药物（长春新碱），蒽环类药物（阿霉素），拓扑异构酶（依托泊苷）。马法兰 + 泼尼松（MP）方案从

1969 年使用至今，仍然是治疗多发性骨髓瘤的经典方案，但该方案的完全缓解（CR）率较低（5%），平均无进展生存期（PFS）约为 19.1 个月，且马法兰有较强的骨髓抑制作用，存在继发肿瘤的风险，因此近年来马法兰较少用于诱导治疗。此外，烷化剂可能损伤造血干细胞，因而对于拟行造血干细胞移植的多发性骨髓瘤患者不推荐使用含有马法兰的方案。在新药时代，传统化疗药物因为其细胞毒性和副作用多等缺点，使用在逐步减少，但对于缺少有效治疗方案或者伴有髓外累及的患者，仍具有一定的地位。

（二）蛋白酶体抑制剂（PI）

1. 硼替佐米 属可逆性 PI，可特异性抑制蛋白酶体活性，抑制与细胞增殖相关基因的表达，导致肿瘤细胞凋亡。多项研究证实，以硼替佐米为基础的一线治疗方案可增加多发性骨髓瘤患者缓解深度，同时延长患者生存时间。以硼替佐米为基础的挽救性治疗方案在复发/难治性多发性骨髓瘤（RRMM）患者中也取得了显著疗效。多发性骨髓瘤患者 ASCT 后，单药硼替佐米或以硼替佐米为基础的维持治疗方案也显示出较好的有效性和安全性。

2. 卡非佐米 属于二代 PI，于 2012 年被批准用于既往接受过至少两种治疗（包括蛋白酶体抑制剂和免疫调节剂）以及最后一次治疗后 60 天内出现疾病进展的多发性骨髓瘤患者。RRMM 患者中，与硼替佐米相比，卡非佐米能显著延长患者 PFS，使患者获益更高。卡非佐米在肾功能损害患者中耐受性良好。卡非佐米与免疫调节剂（IMiD）联合能改善 RRMM 患者的 PFS 和总有效率（ORR），降低疾病进展和死亡风险。

3. 伊沙佐米　是第一个口服 PI，伊沙佐米治疗多发性骨髓瘤临床疗效显著。伊沙佐米＋来那度胺＋地塞米松（IRd）作为全口服三药方案表现出良好的治疗效果和安全性。与硼替佐米相比，伊沙佐米具有更好的神经安全性和口服给药的便利性。作为二代 PI，伊沙佐米的治疗便捷性和有效性，有望促使骨髓瘤整体治疗模式向全口服模式转变。

（三）免疫调节剂

1. 沙利度胺　有调节免疫、促进新生血管内皮细胞凋亡、增强 NK 细胞对肿瘤细胞杀伤力等抗肿瘤作用。作为第一代 IMiD，沙利度胺可与不同作用机制药物联合，广泛用于新诊断多发性骨髓瘤（NDMM）和 RRMM 患者。沙利度胺也可单药或者与 PI 联合应用于维持治疗。

2. 来那度胺 是第二代 IMiD，相较于沙利度胺，其免疫调节和抗肿瘤作用更强，是目前多发性骨髓瘤治疗的基石类药物之一。PI 联合来那度胺的治疗方案是国内外各大指南一类推荐方案。来那度胺主要通过肾脏排泄，对于骨髓瘤合并肾损害的患者，需要根据肌酐清除率调整使用剂量，对于肾功能严重受损、需要透析治疗的患者，需要谨慎使用。

3. 泊马度胺 是第三代 IMiD，其免疫调节和抗肿瘤作用与来那度胺相当，由于结构的优化，其对沙利度胺和来那度胺耐药的 RRMM 患者仍然有效。泊马度胺在人体内代谢不受肾功能影响，是目前治疗 RRMM 的主要药物之一。

(四) 靶向多发性骨髓瘤细胞表面抗原的单克隆抗体达雷妥尤单抗 (Dara)

达雷妥尤单抗是一种人源化单克隆抗体，可以与多发性骨髓瘤细胞表面 CD38 特异性结合，通过多种机制杀灭表达 CD38 的多发性骨髓瘤细胞，发挥抗肿瘤作用。基于 Dara 对 RRMM 患者的良好疗效和安全性，2019 年 7 月国家药监部门批准将 Dara 用于至少经过 3 种治疗 (包括来那度胺和硼替佐米) 无效的多发性骨髓瘤患者。单克隆抗体的作用机制不同于 PI 和 IMiD，且和不同药物联合时有一定的协同作用，目前国内外均已批准基于 Dara 的三药或者四药联合方案用于 NDMM 和 RRMM。

（五）核输出蛋白 1（XPO1）抑制剂

塞利尼索是选择性 XPO1 抑制剂，通过可逆性结合 XPO1，增加肿瘤抑制蛋白、糖皮质激素受体以及致癌蛋白 mRNA 的核滞留，诱导肿瘤细胞凋亡，发挥抗肿瘤活性。

临床研究显示，塞利尼索联合地塞米松，以及在此基础上联合 PI、IMiD 或 CD38 单抗等药物治疗 RRMM 时，观察到良好的疗效。常见治疗相关不良反应为血小板减少、恶心、呕吐、厌食等，其中大多数不良反应是可逆的。常用剂量 60～100mg，每周一次，可根据患者情况进行适当调整。

（六）其他

1. 帕比司他　是一种广谱的非选择性组蛋白去乙酰化酶抑制剂（HDACi），是首个被批准用于治疗多发性骨髓瘤的 HDACi。帕比司他单药治疗多发性骨髓瘤效果欠佳，但联合用药尤其与 PI 联用效果较好，其可改善硼替佐米耐药的情况。2015 年 2 月国家药监部门批准帕比司他联合硼替佐米和地塞米松用于曾接受过包括硼替佐米和 IMiD 在内的两种治疗的多发性骨髓瘤患者。

2. 伏立诺他 是另一种广谱 HDACi，已被国家药监部门批准用于 T 细胞淋巴瘤的治疗。伏立诺他联合硼替佐米能延长多发性骨髓瘤患者的中位生存期，改善硼替佐米耐药，但药物协同性临床效果较体外实验低，可能与合并用药所致药物毒性增加有关。

第二节　初诊患者

一、治疗总体原则

对于初诊多发性骨髓瘤患者，选择治疗方案前应先根据年龄、一般状况和合并症情况综合考虑是否适合 ASCT。国内一般将接受 ASCT 的多发性骨髓瘤患者年龄限制在 <65 岁。一般状况较好、无合并症的患者可放宽年龄。对适合与不适合 ASCT 的多发性骨髓瘤患者应采用不同治疗策略。

对于 SMM，暂不推荐治疗，高危 SMM 可根据患者意向考虑治疗或者进入临床试验。对于孤立性浆细胞瘤患者首选对受累区域进行放疗（≥45Gy）；对于易于切除的手术患者，考虑行手术治疗。有 CRAB 或者 SLiM

表现的多发性骨髓瘤患者需要启动治疗。适合移植的多发性骨髓瘤患者，在选择诱导治疗方案时，需避免选择对造血干细胞有毒性的药物，含来那度胺的疗程数应≤4个疗程，尽可能避免使用烷化剂。目前诱导多以 PI 联合 IMiD 及地塞米松的3 药联合方案为主，3 药联合优于2 药联合。诱导后主张早期序贯 ASCT，对于中高危多发性骨髓瘤患者，更应早期进行 ASCT。ASCT 前需进行干细胞动员，动员方案可使用大剂量环磷酰胺联合粒细胞集落刺激因子，或者 CXCR4 拮抗剂联合粒细胞集落刺激因子，也可以考虑其他化疗方案如依托泊苷联合集落刺激因子。预处理常用方案为马法兰 140～200mg/m²。对于高危多发性骨髓瘤患者，可考虑在第 1 次移植后 6个月内行第 2 次移植。ASCT 后再次评估疗效，对于高危患者或者 ASCT 后未达 CR 疗效患者，可考虑行 2～4个疗程的巩固治疗，随后进入维持治疗；对于不进行巩固治疗的患者，良好造血重建后进行维持治疗。对于年轻的超高危且有合适供者的患者，可考虑异基因造血干细胞移植。不适合移植的多发性骨髓瘤患者应根据患者体能状况、存在合并症等将患者进行分层治疗，体能状态为强健的老年患者可选择和年轻适合移植的患者相同的治疗方案，而对虚弱的老年患者适当降低化疗强度，以减轻化疗毒性或防止治疗中断。

二、适合移植患者的治疗方案

目前硼替佐米和地塞米松为基础联合第三种药物的治疗方案为常用的移植前诱导治疗，以硼替佐米为基础的 3 种药物诱导化疗可增加疾病的缓解深度。

硼替佐米 + 来那度胺 + 地塞米松 （VRd）

硼替佐米 + 环磷酰胺 + 地塞米松 （VCd）

硼替佐米 + 沙利度胺 + 地塞米松 （VTd）

临床研究显示，三药联合方案中 VRd 方案疗效优于 VCd 方案和 VTd 方案，是适合移植 NDMM 患者首选的一线治疗方案。但对于诊断时存在中、重度肾功能不全的患者，来那度胺的使用需要根据肌酐清除率进行剂量调整，VCd 和 VTd 方案具有骨髓抑制副作用小、不受肾功能影响等优点，可作为备选方案。但 VCd 方案中环磷酰胺属于烷化剂，有影响干细胞采集的风险。

随着新药的不断出现，对于 NDMM 应用基于新一代 PI 伊沙佐米、达雷妥尤单抗为基础的联合方案有望为多发性骨髓瘤患者提供更多的治疗选择，带来更深的缓解和更长的生存。

伊沙佐米＋来那度胺＋地塞米松（IRd）

硼替佐米＋阿霉素＋地塞米松（PAD）

伊沙佐米＋环磷酰胺＋地塞米松（ICd）

来那度胺＋环磷酰胺＋地塞米松（RCd）

沙利度胺＋阿霉素＋地塞米松（TAD）

达雷妥尤单抗＋硼替佐米＋沙利度胺/地塞米松（D – VTd）

达雷妥尤单抗＋硼替佐米＋来那度胺/地塞米松（D – VRd）

地塞米松＋沙利度胺＋顺铂＋多柔比星＋环磷酰胺＋依托泊苷＋硼替佐米（VTd – PACE）

IRd 是一种口服诱导方案，其方便有效，适合院外治疗的患者，可以减轻患者住院负担。CD38 单克隆抗体可消除 CD38 阳性免疫抑制细胞的免疫调节作用，与现有抗浆细胞治疗药物之间具有协同作用。目前 PI 联合 IMiD 及地塞米松的三药联合方案是一线治疗方案，高危多发性骨髓瘤患者为了加深缓解深度，也可选择在 VRd 或 VTd 基础上联合达雷妥尤单抗的四药诱导治疗方案。因各种因素不能选择 PI 联合 IMiD 方案的患者，可选择 PAD、ICd、RCd、TAD 作为备选治疗方案。

三、不适合移植患者的治疗方案

因不涉及造血干细胞采集，除外 PI、IMiD 两药或者三药的联合化疗外，也可选用含烷化剂的方案治疗。除上述方案外还可选用以下方案。

来那度胺＋小剂量地塞米松（Rd）

硼替佐米＋地塞米松（BD）

伊沙佐米＋地塞米松（Id）

达雷妥尤单抗＋来那度胺＋小剂量地塞米松（Dara－Rd）

达雷妥尤单抗＋硼替佐米＋地塞米松（Dara－BD）

达雷妥尤单抗＋伊沙佐米＋地塞米松（Dara－Id）

伊沙佐米＋沙利度胺＋地塞米松（ITD）

马法兰＋沙利度胺＋地塞米松（MPT）

马法兰＋醋酸泼尼松＋硼替佐米（VMP）

达雷妥尤单抗＋硼替佐米＋环磷酰胺＋地塞米松（Dara－VCd）

达雷妥尤单抗＋硼替佐米＋马法兰＋泼尼松（Dara－VMP）

IMWG 建议对于伴有高危细胞遗传学异常的 NDMM 患者应用包括 PI、IMiD、地塞米松的三药联合方案。Dara 不仅适用于 RRMM 患者，在不适合移植 NDMM 患者中亦具有一定的有效性和良好安全性。对于老年多发性骨髓瘤患者或者一般情况较差的患者，可选择 BD、Rd、Id 联合或者不联合 Dara 方案。

第三节　维持治疗的患者

一、治疗总体原则

由于骨髓瘤细胞基因组不稳定，易发生克隆演变，以及治疗后可能存在的微小残留病灶，大部分多发性骨髓瘤患者难逃复发命运，因而需要对移植后患者进行维持治疗，对高龄、不适合移植的患者进行持续治疗（在此统称为"维持治疗"），以改善患者临床症状、延缓疾病复发和进展的时间、延长生存期及提高生活质量。维持治疗可选择来那度胺、硼替佐米、伊沙佐米、沙利度胺等药物，对于有高危因素的患者，主张使用含 PI 的两药方案维持治疗 2 年或以上，不可单独使用沙利度胺。

二、治疗方案

NCCN 等国际指南已经不再将沙利度胺作为维持治

疗药物推荐，国内仍有相当比例患者选择沙利度胺作为维持治疗方案，但对于高危细胞遗传学异常患者，2020版中国多发性骨髓瘤诊治指南明确建议不可单独使用沙利度胺。ASCT 序贯来那度胺维持治疗能够明显延长 NDMM 患者的 PFS 及总生存期（OS），目前国内外指南均将来那度胺作为维持治疗的一线推荐药物。多中心 Ⅲ 期试验结果显示，ASCT 后硼替佐米维持治疗能够克服 del(17p) 对预后的不良影响，但无法克服 t(4, 14) 的不良预后，因此一般认为对具有高危细胞遗传学异常的患者，使用硼替佐米或硼替佐米联合 IMiD 的维持治疗可以获益。对于硼替佐米耐药的患者和既往因硼替佐米神经毒性停止治疗的患者，可以选择伊沙佐米维持治疗。2022 NCCN 指南提出不适合移植患者维持治疗的推荐方案，如来那度胺单药、硼替佐米单药、伊沙佐米单药、硼替佐米 + 来那度胺等。

第四节　首次复发患者

一、治疗总体原则

针对首次复发患者，治疗目标是获得最大程度地缓解，延长 PFS。在患者可以耐受的情况下，选用含 PI、IMiD 或达雷妥尤单抗的 3～4 药联合方案。治疗方案应该考虑患者复发的时间，如 12 个月以内复发，应尽量换用与复发前不同作用机制药物组成的方案。12 个月以上复发可考虑重复使用原先治疗方案，也可以使用不同作用机制的药物。适合 ASCT 者若从未接受过移植，或首次移植后联合维持治疗缓解时间 ≥36 个月，首次复发时应考虑将 ASCT 作为挽救性治疗的一部分。

二、治疗方案

对于复发患者，首选推荐患者入组临床试验。来那度胺常被用于维持治疗，较多患者在来那度胺维持治疗过程中出现疾病进展。因此，首次复发患者可分为来那度胺难治和非来那度胺难治两组，有助于选择后续的挽救治疗方案。

既往对来那度胺敏感的患者，仍可选择来那度胺联合非耐药性药物组成的 3 药方案。

达雷妥尤单抗 + 来那度胺 + 地塞米松（DRd）

卡非佐米 + 来那度胺 + 地塞米松（KRd）

达雷妥尤单抗 + 硼替佐米 + 地塞米松（DVd）

达雷妥尤单抗 + 卡非佐米 + 地塞米松（DKd）

伊沙佐米＋来那度胺＋地塞米松（IRd）

泊马度胺＋硼替佐米＋地塞米松（PVd）

塞利尼索＋硼替佐米＋地塞米松（SVd）

其中 DRd、KRd 为优先选择的治疗方案，若以上方案因各种因素不可及，可退而求其次选择其他方案，包括：来那度胺＋地塞米松（Rd）、硼替佐米＋地塞米松（Bd）、硼替佐米＋沙利度胺＋地塞米松（VTd）、硼替佐米＋环磷酰胺＋地塞米松（VCd）、硼替佐米＋马法兰＋泼尼松（VMP）。

对于来那度胺耐药的多发性骨髓瘤患者，可选用的方案如下。

达雷妥尤单抗＋卡非佐米＋地塞米松（DKd）

泊马度胺＋硼替佐米＋地塞米松（PVd）

达雷妥尤单抗＋硼替佐米＋地塞米松（DVd）

卡非佐米＋地塞米松（Kd）

卡非佐米＋泊马度胺＋地塞米松（KPd）

达雷妥尤单抗＋泊马度胺＋地塞米松（DPd）

伊沙佐米＋泊马度胺＋地塞米松（IPd）

其中 DKd、PVd 为优先治疗方案，若以上方案不可及，可选用的方案包括：硼替佐米＋环磷酰胺＋地塞米松（VCd）、硼替佐米＋地塞米松（Bd）、硼替佐米＋

马法兰＋泼尼松（VMP）。

第五节　多线复发/难治患者

治疗线是指按照既定方案进行的治疗，例如 VRd×4，序贯 ASCT，移植后三个月开始维持治疗整体称为一线。

多线复发是指在多线治疗后复发，可为耐药复发（即难治性复发），也可为敏感复发（即某一方案之后进入维持治疗或停药期间复发，与前一治疗方案相距60天以上）。

难治性多发性骨髓瘤是指在治疗中或距末次治疗60天内疾病进展者，需要描述在哪一种药物后难治。可以是诱导治疗中出现难治，也可以是经历二线或三线以上治疗的患者复发后出现的难治。

暴露并不意味难治，是否难治取决于疾病进展发生的时间；晚期复发的患者可能五药暴露但并不一定是五药难治。

一、治疗总体原则

多线复发多发性骨髓瘤以提高患者生活质量为主要

治疗目标，在此基础上尽可能获得最大程度缓解，方案选择受患者相关和疾病相关多种因素的影响。需要根据患者之前药物暴露或药物难治因素、之前或者预期药物毒性，以及疾病复发的方式（生化复发或者临床复发、是否髓外复发）等特征个体化制定化疗方案，原则上一旦治疗有效，持续治疗到疾病进展或不能耐受副作用为止。对于老年、虚弱或者有合并症患者，需要充分考虑患者的治疗耐受性、前期药物毒性、限制药物使用的严重合并症等，例如心血管合并症者卡非佐米需谨慎使用；伴神经病变者需警惕硼替佐米等神经毒性发生率较高药物；慢性阻塞性肺病以及肺部感染患者需仔细评估使用 CD38 单抗的效益风险比；马法兰等药物的累积毒性导致骨髓抑制加重。药物不良反应导致治疗中断最终会影响疗效，因此需要平衡疗效与治疗毒性的关系。选择含达雷妥尤单抗治疗方案的患者，用药前应完成血型检测；与输血科充分沟通；输血科备案患者信息，如患者输血，需使用专用试剂配血。

二、治疗方案

（1）首先推荐患者加入符合入组条件的临床试验，尤其是嵌合抗原受体 T 细胞免疫治疗（CAR－T）临床试验。

（2）既往治疗有效且缓解持续时间超过 6 个月的方案可再次使用。

（3）VRd 耐药的 RRMM 患者：单克隆抗体药物如达雷妥尤单抗，IMiD 药物如泊马度胺，PI 药物如卡非佐米，都可成为治疗选择。可选择的治疗方案如下。

①泊马度胺 + 环磷酰胺 + 地塞米松（PCd）；

②达雷妥尤单抗 + 泊马度胺 + 地塞米松（DPd）；

③达雷妥尤单抗 + 卡非佐米 + 地塞米松（DKd）。

（4）多种药物均难治的 RRMM 患者：对 PI、IMiD 和 CD38 单抗均难治的 RRMM 预后极差，中位生存期只有 5.6 个月，可以选择靶向不同靶点或不同作用机制的药物，如 XPO-1 抑制剂赛利尼索。对于伴有 t(11;14) 或 BCL-2 高表达患者，可使用 BCL-2 抑制剂维奈克拉等。无新药可选的情况下，可将前期治疗用过的 IMiD、PI 与传统化疗药物组成多药联合强化疗方案。

①硼替佐米 + 地塞米松 + 沙利度胺 + 顺铂 + 阿霉素 + 环磷酰胺 + 依托泊苷（VTd-PACE）；

②赛利尼索 + 泊马度胺 + 地塞米松（XPd）；

③含维奈克拉的联合治疗方案，如维奈克拉 + 硼替

佐米＋地塞米松；

④CAR－T：嵌合抗原受体（CAR）是一种由细胞外肿瘤相关抗原结合区、铰链区、跨膜区、细胞内信号转导区构成的蛋白复合体，经其改造后的 T 细胞即为 CAR－T 细胞，以人类白细胞抗原（HLA）非依赖性方式特异性识别并结合肿瘤抗原，达到抗肿瘤作用。骨髓瘤 CAR－T 治疗常用靶点为 B 细胞成熟抗原（BCMA）、CD38、CD19 等，其中 BCMA 是疗效最好的 CAR－T 靶点。抗 BCMA 的 CAR－T 治疗多药耐药多发性骨髓瘤的 ORR 在 80% 以上，CR 以上疗效可达 50% 以上，PFS 超过 12 个月。

（5）伴有浆细胞瘤的 RRMM 患者，可以选择含细胞毒药物联合新药的多药联合方案治疗，达到缓解后需要行局部放疗。浆细胞瘤压迫神经时需手术解除压迫症状后化疗。

第六节　疗效评估与监测

参考中国 2020 多发性骨髓瘤诊治指南疗效标准部分，分为传统的疗效标准和 MRD 疗效标准。

在治疗中先进行传统的疗效评估，在临床研究中当患者进入 CR 后再进行 MRD 疗效评估。传统的 IMWG 疗效标准见表 2 - 1，IMWG 的 MRD 疗效标准见表 2 - 2。

表 2 - 1　IMWG 多发性骨髓瘤疗效判定标准

	传统的 IMWG 疗效标准
sCR	在满足 CR 标准的基础上，加上血清 FLC 比值正常以及经免疫组化证实骨髓中无克隆性浆细胞。骨髓克隆性浆细胞的定义为应用免疫组化方法检测，连续 2 次 κ/λ >4:1 或 <1:2（分别针对 κ 型和 λ 型患者，计数 ≥100 个浆细胞），若无骨髓病理，可以用敏感性达到 10^4 的多色流式细胞术监测骨髓标本无克隆浆细胞代替
CR	血清和尿免疫固定电泳阴性，软组织浆细胞瘤消失，骨髓中浆细胞 <5%；对仅依靠血清 FLC 水平作为可测量病变的患者，除了满足以上 CR 的标准外，还要求血清 FLC 的比值连续 2 次评估均恢复正常 *应注意达雷妥尤单抗的使用可能会干扰 IgG κ 型的 CR 判定
VGPR	血清蛋白电泳检测不到 M 蛋白，但血清和尿免疫固定电泳仍阳性；或血 M 蛋白降低 ≥90% 且尿 M 蛋白 <100mg/24h；在仅依靠血清 FLC 作为可测量病变的患者，除了满足以上 VGPR 的标准外，还要求连续 2 次受累和非受累血清 FLC 之间的差值缩小 >90%

	传统的 IMWG 疗效标准
PR	血清 M 蛋白减少≥50%，24 小时尿 M 蛋白减少≥90% 或降至＜200mg/24h 若血清和尿中 M 蛋白无法检测，要求受累与非受累血清 FLC 之间的差值缩小≥50% 若血清和尿中 M 蛋白以及血清 FLC 都不可测定，且基线骨髓浆细胞比例≥30%，则要求骨髓内浆细胞数目减少≥50% 除了上述标准外，若基线存在软组织浆细胞瘤，则要求可测量病变 SPD 缩小≥50% ＊以上血清学和尿 M 蛋白指标均需连续 2 次评估，同时应无新的骨质病变发生或原有骨质病变进展的证据
MR	血清 M 蛋白减少 25%～49%并且 24 小时尿轻链减少 50%～89% 若基线存在软组织浆细胞瘤，则要求可测量病变 SPD 缩小 25%～49% 溶骨性病变的数量和大小没有增加（可允许压缩性骨折的发生） ＊仅用于难治/复发多发性骨髓瘤的评价

	传统的 IMWG 疗效标准
SD	不符合 CR、VGPR、PR、MR 及 PD 标准，同时无新的骨质病变或原有骨质病变进展的证据
PD	符合以下 1 项即可（以下所有数据均与获得的最低数值相比） ①血清 M 蛋白升高≥25%（升高绝对值≥5g/L）或 M 蛋白增加≥10g/L（基线血清 M 蛋白≥50g/L 时） ②尿 M 蛋白升高≥25%（升高绝对值≥200mg/24h） ③若血清和尿 M 蛋白无法检出，则要求受累与非受累血清 FLC 之间的差值增加≥25%，且绝对值增加＞100mg/L ④若血清和尿中 M 蛋白以及血清 FLC 都不可测定，则要求骨髓浆细胞比例升高≥25% 且绝对值增加≥10% ⑤出现新的软组织浆细胞瘤病变：原有 1 个以上的可测量病变 SPD 从最低点增加≥50%；或原有的≥1cm 病变的长轴增加≥50% ⑥循环浆细胞增加≥50%（在仅有循环中浆细胞作为可测量病变时应用，绝对值要求≥200 个细胞/μl）

	传统的 IMWG 疗效标准
临床复发	符合以下 1 项或多项 ①出现新的骨病变或者软组织浆细胞瘤（骨质疏松性骨折除外） ②明确的（可测量病变 SPD 增加 50% 且绝对值≥1cm）已有的浆细胞瘤或骨病变增加 ③高钙血症（>2.75mmol/L） ④血红蛋白浓度下降≥20g/L（与治疗或非多发性骨髓瘤因素无关） ⑤从多发性骨髓瘤治疗开始，血肌酐上升≥176.8μmol/L 并且与多发性骨髓瘤相关 ⑥血清 M 蛋白相关的高黏滞血症
CR 后复发	符合以下之一 ①免疫固定电泳证实血或尿 M 蛋白再次出现 ②骨髓浆细胞比例≥5% ③出现以上 PD 的标准之一

sCR，严格意义的完全缓解；FLC，血清游离轻链；VGPR，非常好的部分缓解；PR，部分缓解；SPD，最大垂直径之和；PD，疾病进展

表 2 – 2　IMWG 多发性骨髓瘤 MRD 评价标准

IMWG 的 MRD 疗效标准	
持续 MRD 阴性	NGF 或 NGS 检测骨髓 MRD 阴性并且影像学阴性，至少间隔 1 年的 2 次检测均为阴性。进一步的评估用 MRD 阴性持续时间描述，例如 "5 年 MRD 阴性"
NGF MRD 阴性	应用 NGF 检测，骨髓无表型异常的克隆性浆细胞，流式采用 NGF 标准操作规程（或者应用经过验证的等效方法），最低检测敏感为 10^5 个有核细胞中可检测出 1 个克隆性浆细胞。8 色流式抗原组合为 Cyκ、Cyλ、CD19、CD27、CD138、CD45、CD56、CD38，最低敏感度为 10^{-5}
NGS MRD 阴性	采用巢式 PCR 扩增结合 NGS 深度测序方法（Lympho SIGHT 平台或经过验证的等效方法），检测患者全骨髓细胞中肿瘤浆细胞 IgH（VDJH）、IgH（DJH）或 Ig – K 克隆性重排为阴性。最低检测敏感度为 10^5 个有核细胞中可检测出 1 个克隆性浆细胞
原有影像学阳性的 MRD 阴性	要求 NGF 或 NGS 检测 MRD 为阴性，并且原有 PET – CT 上所有高代谢病灶消失，或者病灶标准摄取值（SUV）低于纵隔血池，或者低于周围正常组织的 SUV 值

IMWG 的 MRD 疗效标准	
MRD 阴性后复发	MRD 阴性转为阳性（NGF 或者 NGS 证实存在克隆性浆细胞，或影像学提示多发性骨髓瘤复发）；固定电泳或蛋白电泳检测血清或尿中 M 蛋白再现；骨髓中克隆浆细胞≥5%；出现任何其他疾病进展的情况（例如新的浆细胞瘤、溶骨性破坏或者高钙血症）

NGF，二代流式；NGS，二代测序

　　微小缓解（MR）、疾病稳定（SD）仅用于复发/难治或临床试验中患者的疗效评估。MRD 检测在 CR 基础上进行。"连续两次检测"是指在开始新的治疗方案之前的任意时间点进行的两次检测。

　　达雷妥尤单抗是 IgG1-κ 型单克隆免疫球蛋白，使用后可在血清蛋白电泳（SPE）/免疫固定电泳（IFE）中被检测到，从而导致 IFE 结果假阳性。达雷妥尤单抗对 IFE 结果的干扰主要存在于 IgG-κ 型及游离 κ 型患者，导致无法判断是否达到 CR。根据血清中达雷妥尤单抗最高浓度为 0.9g/L，IFE 检测下限为 0.2g/L，因此建议 M 蛋白含量在 1.2g/L 以下的 IgG-κ 型及游离 κ 型的患者使用 Hydrashift2/4daratumumab 进行达雷妥尤单抗移除实验以除外药物影响，M 蛋白大于 1.2g/L 考虑存在内源性 M 蛋白，无需使用 Hydrashift2/4daratumumab 检测。当非 IgG - κ 型及游离 κ 型患者出现 IgG - κ 单克隆条带时，为与治疗后出现的寡克隆带或第二克隆区分，也可进行达雷妥尤单抗移除实验，以得到准确 IFE 结果。

第七节 经验谈治疗

一、治疗流程概览图

初治多发性骨髓瘤治疗选择见图 2 - 1。

首次复发多发性骨髓瘤治疗选择见图 2 - 2。

≥2 线治疗后复发的多发性骨髓瘤治疗选择见图 2 - 3。

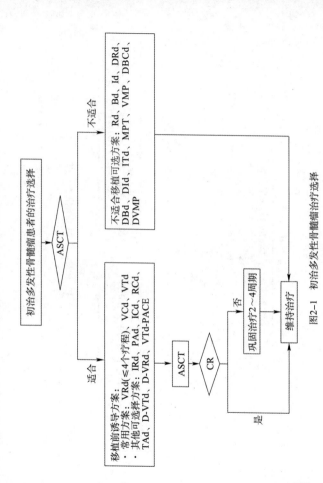

初治多发性骨髓瘤患者的治疗选择

ASCT

适合

移植前诱导方案：
·常用方案：VRd(≤4个疗程)、VCd、VTd
·其他可选择方案：IRd、PAd、ICd、RCd、TAd、D-VTd、D-VRd、VTd-PACE

ASCT

CR

否 → 巩固治疗2～4周期

是

维持治疗

不适合

不适合移植可选方案：Rd、Bd、Id、DRd、DBd、DId、ITd、VMP、MPT、DBCd、DVMP

维持治疗

图2-1 初治多发性骨髓瘤治疗选择

189

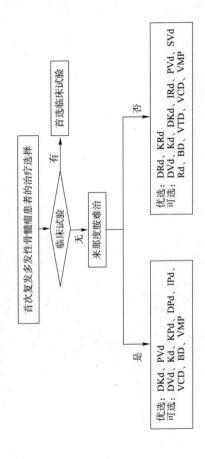

图2-2 首次复发多发性骨髓瘤治疗选择

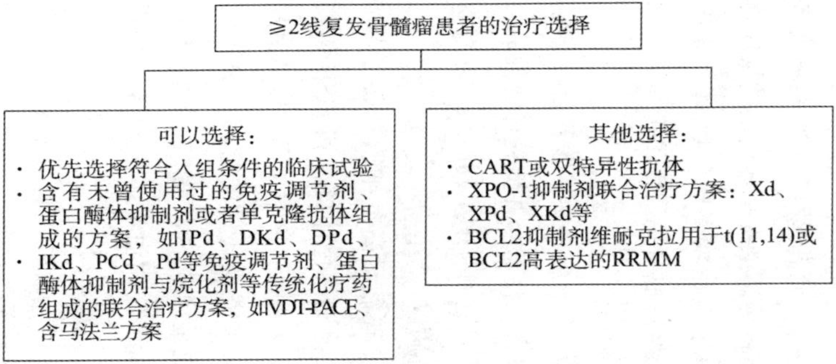
≥2线复发骨髓瘤患者的治疗选择
可以选择：
· 优先选择符合入组条件的临床试验
· 含有未曾使用过的免疫调节剂、蛋白酶体抑制剂或者单克隆抗体组成的方案，如IPd、DKd、DPd、
· IKd、PCd、Pd等免疫调节剂、蛋白酶体抑制剂与烷化剂等传统化疗药组成的联合治疗方案，如VDT-PACE、含马法兰方案
其他选择：
· CART或双特异性抗体
· XPO-1抑制剂联合治疗方案：Xd、XPd、XKd等
· BCL2抑制剂维耐克拉用于t(11,14)或BCL2高表达的RRMM

图2–3　≥2线治疗后复发的多发性骨髓瘤治疗选择

二、经验

在治疗开始前，尤其是外院转院的患者务必再次复核诊断：除外结核等感染性疾病引起的反应性浆细胞增多症、容易伴有浆细胞增多的淋巴瘤（如边缘区淋巴瘤、套细胞淋巴瘤、血管免疫母 T 细胞淋巴瘤）等的可能性。

（1）在复发/难治患者中，尤其是 λ 轻链型且较长时间未随访的患者，注意合并淀粉样变性的可能性；外周血浆细胞数目的检测有助于判断预后并判断患者是否转为浆细胞白血病。

（2）既往没有显示高危细胞遗传学异常的患者，应在复发后再次检测染色体核型和 FISH 检测等，尽可能明确预后并根据细胞遗传学指定相应的治疗策略。

（3）确定未来需要随访的指标，例如血清蛋白电泳中的 M 蛋白或是尿中的 M 蛋白。对于血尿均不可测量 M 蛋白的患者，使用血清游离轻链进行评估。治疗过程中疗效评估非常重要。

（4）使用新药之前需要知道该患者是否适合新药，包括副作用以及批准的适应证。

第三章 多发性骨髓瘤的临床常见问题与处理

第一节 支持治疗的总体原则与方案

多发性骨髓瘤并发症包括疾病相关和治疗相关两大类，支持治疗是多发性骨髓瘤患者治疗的重要部分，合理管理并发症，对于改善患者生活质量、延长患者生存时间至关重要。多发性骨髓瘤支持治疗需要多学科的协作，关注全程管理，持续控制疾病，在延长患者生存的同时提高患者生活质量，是我们治疗多发性骨髓瘤的最终目标。

第二节 常见急症与处理

一、急性肾损伤

大约50%的多发性骨髓瘤患者在就诊时有一定程度的肾功能损害，其中20%患有急性肾损伤，1% ~

5%的多发性骨髓瘤患者需要长期透析。多发性骨髓瘤患者的肾功能衰竭与感染是导致多发性骨髓瘤患者早期死亡的两大原因。

（一）多发性骨髓瘤肾功能损害的原因

1. 管型肾病　多发性骨髓瘤中最常见的肾脏损伤形式是管型肾病：游离轻链产生蛋白管型阻塞远端肾小管，导致肾小管性肾损害。

2. 其他单克隆轻链相关因素

（1）游离轻链导致肾脏淀粉样变性，临床表现为白蛋白尿，无高血压。

（2）游离轻链导致肾脏轻链沉积病，表现为镜下血尿、混合型蛋白尿、高血压等。

（3）轻链可致近端肾小管功能损害，导致肾小管重吸收功能障碍，出现范科尼综合征。

3. 合并症也是肾损害的原因　多发性骨髓瘤患者中超过15%的肾功能损害是由其他原因引起的，这些原因包括以下几个方面。

（1）糖尿病。

（2）动脉疾病。

（3）感染并发症。

（4）抽烟。

4. 其他损害肾功能的多发性骨髓瘤相关因素

（1）高钙血症。

（2）脱水。

（3）对肾脏有毒性的药物 包括某些由肾脏排泄的抗生素、非甾体类消炎药、双膦酸盐和多发性骨髓瘤治疗药物。

（4）成像研究中使用的造影剂。

（5）多发性骨髓瘤细胞浸润。

（二）肾功能损害的危险因素

（1）高龄。

（2）其他伴有肾损害疾病的进展。

（3）多发性骨髓瘤肿瘤负荷大。

（4）对肾有损伤的治疗药物累积毒性。

（三）肾功能检查

所有患者在诊断和疾病评估时都应进行以下肾功能检查。

（1）血清肌酐/尿素氮。

（2）电解质、酸碱平衡、血常规、尿常规。

（3）尿酸。

（4）24 小时尿液收集样本的尿蛋白电泳、尿蛋白成分分析。

（5）血免疫固定电泳、血清和尿液游离轻链。

（6）考虑肾脏超声、肾脏活检。

（四）多发性骨髓瘤相关急性肾损伤管理的一般建议

1. 尽快建立诊断　确诊后立即开始多发性骨髓瘤治疗，选用起效快且无肾毒性的药物，以迅速恢复肾功能。

2. 支持性护理

（1）在心功能允许的情况下，保证充足的液体量（$\approx 2L/(m^2 \cdot d)$）。

（2）控制出入量平衡。

（3）避免使用肾毒性药物及造影剂剂量调整。

（4）尿液碱化（有争议的作用）。

（5）快速处理可能导致肾功能衰竭的并发症：①感染；②高钙血症；③在肌酐清除率（CrCl）<30ml/min时避免使用双膦酸盐；④降钙素＋类固醇；⑤地舒单抗比双膦酸盐更安全，用于治疗 CrCl <30ml/min 患者的多发性骨髓瘤相关骨病高钙血症。

（6）不推荐速尿（增加管型形成）。

（7）血液透析：难治性电解质紊乱和液体超负荷。

（8）机械清除血清 FLC，清除目标为 50%。

（9）高截留量血液透析滤过、血浆置换。

（10）营养方面：不要过度限制蛋白摄入量，不限制钠的摄入。

（11）控制血压、血糖。

二、高钙血症

高钙血症是多发性骨髓瘤患者常见的并发症。高钙血症还与其他并发症有关，包括肾衰竭。多发性骨髓瘤患者的高钙血症与预后不良有关，包括早期死亡。

（一）多发性骨髓瘤高钙血症的症状

高钙血症的患者是否出现症状，取决于血液中钙水平和血钙浓度的变化率。低白蛋白血症患者，需进行血清钙校正。

1. 轻度高钙血症患者　可能没有任何症状，也可能出现非特异性症状。

（1）肌肉疼痛。

（2）肌肉抽搐。

（3）不安的感觉。

（4）便秘。

（5）其他消化问题。

（6）昏睡。

2. 严重高钙血症患者 可能出现以下症状。

（1）口干。

（2）食欲不振。

（3）恶心和呕吐。

（4）尿频。

（5）过度口渴。

（6）沮丧。

（7）癫痫发作，昏迷。

（8）心律失常。

高钙血症可能突然发生并呈进行性加重，在某些情况下会危及生命。

（二）多发性骨髓瘤高钙血症的治疗选择

1. 双膦酸盐 静脉输注双膦酸盐可以迅速抑制破骨细胞介导的骨吸收。常用的双膦酸盐类药物有帕米膦酸盐、唑来膦酸、伊班膦酸盐等。

（1）帕米膦酸盐：用药剂量每次 60～90mg，加入生理盐水中持续静脉滴注 4 小时以上，70%～100% 的患者血钙可恢复正常。

（2）唑来膦酸：第三代双膦酸盐，特异性地作用于骨的二磷酸化合物，抑制因破骨活性增加而导致的骨吸收，但对骨的形成、骨的矿化及力学特性没有不良影响。临床研究表明，对于肿瘤引起的高钙血症，唑来膦酸钠能降低血清钙和尿液中的钙排泄量。唑来膦酸钠用药剂量每次为 4mg，静脉输入，10 天后高钙血症的完全缓解率为 88.4%，而帕米膦酸盐为 69.7%。

（3）伊班膦酸盐：第三代双膦酸盐。Ⅰ期多中心临床试验显示，与帕米膦酸钠比较，该药物的抗骨吸收作用相似，但对治疗恶性肿瘤高钙血症的疗效更好。伊班膦酸钠常用剂量每次为 4mg，静脉输入。

双膦酸盐有肾脏毒性，在 CrCl < 30ml/min 时避免使用双膦酸盐。另外，双膦酸盐有下颌骨坏死的副作用，用药期间应保持口腔卫生，用药前后 3 个月应避免侵入性口腔操作。

2. 大剂量输注生理盐水　生理盐水可以纠正脱水所致高钙血症，同时增加尿钙排出。如果没有潜在的心、肾疾病，应该以 200～300ml/h 的速度输注等渗盐水，调整尿量至 100～150ml/h，输注过程中严密监测出入量、有无水肿，必要时加用呋塞米等利尿剂。

3. 降钙素和皮质类固醇　降钙素可抑制破骨细胞的骨质吸收，增加尿钙排泄。以 5～10U/（kg·d）皮下或肌内注射。该药物仅在最初的 48 小时内有效。

糖皮质激素能够快速缓解高钙血症，有助于显著改善高钙血症脑病。糖皮质激素的作用机制较复杂，包括减少肠道钙吸收、抑制破骨细胞活性和直接作用于多发性骨髓瘤细胞。静脉输注地塞米松 10～20mg/d 或等价的甲强龙连续 4 天。

4. 核因子 κB 受体活化因子配体（RANKL）抑制剂 核因子 κB 受体活化因子（RANK）是骨吸收的关键介质之一。地舒单抗是一种 RANKL 单抗，通过结合 RANKL，阻止 RANKL 活化破骨细胞表面的 RANK，抑制破骨细胞活性，减少骨吸收。注意 RANKL 抑制剂可能会导致低钙血症和降低血液中的磷酸盐水平。

5. 利尿剂 利尿剂应该在保证血容量情况下应用，促进尿钙的排出。如呋塞米 40～80mg 静脉注射，同时注意血钾情况。

6. 透析 血液透析或腹膜透析适用于合并肾衰竭或重度充血性心力衰竭的患者，以及应用一般方法治疗无效的严重高钙血症。

需要强调的是，快速有效治疗多发性骨髓瘤是降低血钙最有效的方法。

三、肿瘤溶解综合征

肿瘤溶解综合征（tumor lysis syndrome，TLS）是常

见肿瘤急症之一，因肿瘤细胞大量溶解释放钾、磷酸盐及尿酸至血液循环，引起以高尿酸血症、高钾血症、高磷酸盐血症、低钙血症和急性肾衰竭为主要表现的一组临床综合征。多发性骨髓瘤浆细胞增殖率低，S 期特定时间细胞比例小，因此，多发性骨髓瘤的肿瘤溶解并不常见。事实上，肿瘤负荷高的患者以及治疗前高尿酸血症、预先存在肾功能损害或血容量不足的患者都存在较高 TLS 发病风险。

1. 已确定多发性骨髓瘤患者发生 TLS 的一些危险因素

（1）过度增殖性疾病。

（2）浆细胞形态不成熟。

（3）循环浆细胞。

（4）浆细胞白血病。

（5）细胞遗传学不良。

（6）乳酸脱氢酶（LDH）升高。

2. TLS 代谢异常

（1）高尿酸血症。

（2）高钾血症。

（3）高磷酸盐血症。

（4）低钙血症。

（5）代谢性酸中毒。

（6）急性肾功能不全。

3. TLS 临床表现 TLS 易发生于化疗后的一周之内。典型表现为"三高一低"（高钾血症、高尿酸血症、高磷酸盐血症和低钙血症）及肾功能衰竭。轻症者可无明显不适感。临床症状与代谢异常程度有关。

（1）急性发病者多以高热起病（39～40℃）。

（2）高尿酸血症者以恶心、呕吐、嗜睡、血尿常见，伴尿酸增高、肾功能不全、偶有痛风发作。

（3）高钾血症者可疲乏无力、肌肉酸痛，伴心律失常，甚至心搏骤停。

（4）高磷酸盐血症及低钙血症者则神经肌肉兴奋性增高、手足抽搐、皮肤瘙痒、眼和关节炎症、肾功能损害。

（5）代谢性酸中毒患者会有明显的疲乏、呼吸增快，严重者可出现恶心、呕吐、嗜睡、昏迷。

（6）高氮质血症和肾功能不全时，患者表现为尿少、无尿，血肌酐和尿素氮迅速升高。

血清 LDH 可作为肿瘤细胞增殖快、肿瘤负荷大、对治疗敏感的一项重要指标，且血清 LDH 的下降也是肿瘤溶解发生率下降和好转的一个明显标志。

4. TLS 一般治疗

（1）心电监护。

（2）每 12～24 小时监测肾功能、电解质直至正常。

（3）及时进行静脉水化治疗：24～48 小时内静脉补液水化，液体量大于 3000ml/d。

（4）必要时给予利尿剂，保持尿量 3000ml/d 以上，稀释血液中的各种离子浓度，增加肾血流量。如单独静脉使用利尿剂不能保证足够尿量，则考虑静脉使用甘露醇 200～500mg/kg，使用时注意血压和肾功能。

（5）碱化尿液：5% 碳酸氢钠 100～150ml 静脉滴注，每日 1 次；氢氧化铝片 600mg 口服，每日 3 次。使尿 pH 值维持在 7.0～7.5 之间，一旦高尿酸血症得到纠正，停止碱化尿液。

（6）纠正电解质紊乱：补液，利尿，口服氢氧化铝凝胶，每次 50mg/kg，每 8 小时一次，抑制肠道吸收磷。

（7）低钙血症但无症状时一般无需补钙，补钙有可能加重钙磷的沉积，造成肾功能损害。仅在出现低钙血症症状时才考虑补钙。

（8）应对高钾血症：葡萄糖酸钙 10～20ml 或 2ml/kg 加入等量 5% 葡萄糖溶液中静脉滴注，5 分钟可以起效，持续 1~2 小时（拮抗钾对心肌的毒性）；高渗葡萄糖 + 胰岛素，15 分钟起效，可持续 12 小时（促进钾离子进入细胞内）。

（9）控制高尿酸血症：别嘌呤醇，治疗前 24~48 小时，口服 300~500mg/（$m^2 \cdot d$），肾功能受损时应减少用量。尿酸氧化酶可直接降解尿酸，不会造成尿酸前体黄嘌呤的堆积，不仅可预防高尿酸血症，还可用于治疗尿酸性肾病。

（10）注意预防感染和药物引起的过敏反应以及呼吸窘迫综合征的发生。

（11）出现严重的肾功能不全、电解质紊乱及符合下列之一者应尽早进行血液或腹膜透析：血钾 ≥6.5mmol/L，持续性高尿酸血症 ≥0.6mmol/L，血磷 >0.1g/L，血尿素氮 21.4~28.6mmol/L，血清肌酐 ≥442μmol/L，少尿两天以上伴有液体过多、低钙血症者。

5. TLS 的预防

（1）针对多发性骨髓瘤肿瘤负荷大、增殖比率高的 TLS 高危患者，化疗前即采取充分水化、利尿及碱化尿液、服用别嘌呤醇等措施，以防止或减少 TLS 发生。

（2）定期监测出入量、电解质、尿素氮、肌酐、尿酸、钙、磷及心电图等。

第三节　常见并发症与处理

一、多发性骨髓瘤骨病的处理

骨病是多发性骨髓瘤的主要并发症。多发性骨髓瘤骨病主要由破骨细胞活性增加和成骨细胞活性降低导致骨重塑失调所致。在破骨细胞激活因子中，RANKL 结合破骨细胞上的膜受体 RANK 促进破骨细胞活性。

（一）一般治疗

除非脊柱骨折的急性期，不建议患者绝对卧床，应鼓励患者进行适当活动，有助于增加骨强度和促进骨重塑，但应避免负重和对抗性活动。严重溶骨性损害有病理性骨折风险，应限制活动，配备矫正型护具加以防护。脊柱病变者应睡铺软垫的木板硬床，预防脊柱骨折而导致的脊髓压迫。

（二）骨保护剂

骨破坏的发生与多发性骨髓瘤缓解状态密切相关，因此治疗骨病的最佳方法是快速使多发性骨髓瘤达到缓解。骨保护剂在伴溶骨性病变的多发性骨髓瘤患者中发挥重要的作用。骨保护剂包括双膦酸盐和 RANKL 抑制剂。

在使用骨保护剂的同时，患者需适当补充钙和维生素 D（避免用于高钙血症患者）。确保患者维生素 D 水平，避免低钙血症。建议监测和适量补充 25 - 羟维生素 D。

1. 双膦酸盐类药物 双膦酸盐通过抑制破骨细胞活性从而抑制骨吸收，且兼有抗肿瘤细胞作用。对于多发性骨髓瘤患者，双膦酸盐通过抑制骨质破坏和肿瘤生长以减轻疼痛，是多发性骨髓瘤骨病的常用药物。诸多前瞻性临床试验都证实了该药对患者的获益。由于双膦酸盐相关颌骨坏死和肾功能不全的副作用，其用药周期受到限制。建议双膦酸盐的使用与多发性骨髓瘤治疗同期，每月 1 次，至少持续 2 年，随后每 3 个月 1 次。若治疗停止，需在多发性骨髓瘤疾病进展时重新启用。

帕米膦酸盐在肾功能正常患者的起始剂量为 60 ~ 90mg 静脉输注，每月 1 次。轻、中度肾功能不全（CrCl≥30ml/min）患者无需调整用量，但输注时间需大于 4 小时。重度肾功能不全（CrCl < 30ml/min）患者需慎用。如必须使用，静脉滴注时间至少 6 小时。

唑来膦酸在肾功能正常患者的使用剂量为 4mg 静脉输注（需大于 15 分钟），每月 1 次。轻、中度肾功能不全患者（CrCl≥30ml/min）需进行剂量调整：CrCl 50 ~ 60ml/min 为 3.5mg；CrCl 40 ~ 49ml/min 为 3.3mg；CrCl 30 ~ 39ml/min 为 3.0mg，输注时间均需大于 15 分钟。重度肾功能不全（CrCl < 30ml/min）患者不推荐使用。

2. 双膦酸盐相关颌骨坏死（BRONJ） 是一种缺血性坏死，发病率为 1.8% ~ 12.8%，机制不详，见于长期使用双膦酸盐和 RANKL 抑制剂患者。好发于口腔卫生差的患者进行侵入性口腔手术后。典型表现是术后下颌骨外露长期不愈合，患者通常会感到疼痛并有软组织肿胀。

（1）BRONJ 诊断标准

1）既往或正在使用抗骨吸收药物；

2）颌面部骨骼组织暴露时间超过 8 周；

3）既往无颌面部放射史或转移性疾病。

（2）BRONJ 预防

1）使用抗骨吸收药物前，应对患者进行牙齿和颊龈状况的评估和治疗；

2）使用药物前，进行义齿和拔牙等有创牙科操作；

3）用药期间避免口腔有创操作。若必须进行，优

选微创手术的干预;

4)如果有创操作为择期手术,建议术前 3 个月停用抗骨吸收药物,并且术后 3 个月再恢复用药。

(3)BRONJ 治疗

1)患者的治疗、随访计划需要血液科与颌面外科共同制定;

2)非必要情况下尽量不进行手术干预;

3)可进行浅表创面清创和骨面清创,有助于避免感染加重导致的骨切除;

4)抗生素(青霉素或克林霉素)和洗必泰漱口有助于缓解口腔细菌感染;

5)高压氧治疗对重症感染可能有帮助,但目前缺少相关数据。

3. RANKL 抑制剂 破骨细胞活性主要是由 RANKL 介导,因此抑制该通路是治疗骨病的另一个有效方法。地舒单抗是一种人单克隆抗体,通过结合 RANKL,阻断 RANKL 激活破骨细胞及其活性,从而抑制破骨细胞的骨吸收。由于地舒单抗的肾毒性低于双膦酸盐类药物,更适用于肾功能不全患者。地舒单抗的标准剂量为 120mg 皮下注射给药,每月 1 次。由于地舒单抗的作用是可逆的,停药后患者的骨密度可能会减低至用药早期水平，可能导致骨相关事件的发生。因此不建议停用地舒单抗。若必须停用该药，需根据患者情况选择替代的双膦酸盐类药物。

（三）放射治疗

对于化疗、镇痛药效果不佳和双膦酸盐治疗无法缓解的顽固性疼痛，或者椎体不稳，病理性骨折导致脊髓压迫的情况下，受累部位的局部放射治疗有助于缓解骨病和软组织病变的疼痛。继发于椎体后缘骨折导致的脊髓压迫应优先进行外科手术治疗，而非放疗。病程初期应避免大范围放疗以尽可能保护骨髓功能。放疗前要严格掌握放疗指征，精心设计放疗野和放疗剂量，对重要器官和非病变组织给予保护性屏蔽。

（四）外科手术治疗

若出现长骨骨折、脊髓压迫或椎体不稳等情况，需外科手术治疗，避免患者瘫痪。术后通常不需放疗，继续进行抗多发性骨髓瘤治疗。复杂病例可组织包含骨科、放疗科、血液肿瘤科参与的多学科讨论，以制定综合解决方案。对于继发于椎体后缘骨折导致的脊髓压迫，必须立即进行神经外科或骨科诊疗，以争取最大限度的神经恢复。

对系统化疗、镇痛药不能改善的脊髓压迫疼痛，后凸成形术或椎体成形术有助于缓解疼痛。椎体成形术是通过微创手术在透视下对塌陷椎体进行骨水泥注射；后凸成形术与前者相仿，首先在塌陷椎体注射球形模具，然后在模具中填充骨水泥，有助于恢复脊柱高度。手术方式的选择需外科专业判断。

二、贫血的处理

贫血可见于 75% 的初诊多发性骨髓瘤患者，通常是正细胞正色素性贫血，与多发性骨髓瘤细胞浸润骨髓和肾功能不全相关。贫血也可合并中性粒细胞减少和血小板减少。贫血原因需与其他病因鉴别。

肾功能正常和轻、中度肾功能不全（CrCl ≥ 30ml/min）的多发性骨髓瘤患者，通过积极治疗后，贫血通常在多发性骨髓瘤缓解后 1 个月左右能够得到纠正和改善。严重贫血患者可酌情输注成分红细胞。

多发性骨髓瘤治疗后贫血改善不佳和肾功能不全患者可应用促红细胞生成素，有助于改善缺血、缺氧症状，提高生活质量。目标血红蛋白水平为 100 ~ 120g/L。使用促红细胞生成素同时需监测血栓风险。铁蛋白 < 800μg/L 或转铁蛋白饱和度 < 20% 的患者可应用铁剂补充造血原料。

三、肾功能不全的处理

肾功能不全是多发性骨髓瘤的常见合并症，发生率为 20% ~ 50%，与不良预后相关。多发性骨髓瘤肾功能不全通常为轻链管型肾病；另外，轻链沉积病、淀粉样变性、冷球蛋白血症、高尿酸血症或高钙血症、肾毒性药物/造影剂的使用都可以导致肾功能不全。浆细胞浸润导致的肾功能不全较罕见。因此临床需对多发性骨髓瘤肾功能不全的原因进行鉴别。

初诊需完善 24 小时尿蛋白电泳和尿蛋白成分的检测。肾脏病理是确诊的金标准。然而，管型肾病（尿蛋白成分主要为轻链）、脱水、高钙血症、药物性肾损害所致的可逆性肾功能不全可不进行肾脏活检。若患者表现为非选择性蛋白尿、大量白蛋白尿，或血清 FLC <500mg/L 伴肾功能不全，需完善肾活检以明确是否存在淀粉样变性或轻链沉积病等。

多发性骨髓瘤相关急性肾功能衰竭是临床急症，需确诊后尽快治疗，必要时与肾内科协同诊治。治疗方面包括补液扩容，密切监测容量状态，避免使用肾毒性药物和造影剂。纠正高钙血症、高尿酸血症。适当利尿，保证每日尿量至少 2000ml，有助于轻链蛋白、钙和尿酸的排出。

积极治疗后仍存在电解质紊乱、尿毒症和液体过载、尿量减少或无尿的患者，需积极透析治疗，有助于肾功能恢复。透析期间不宜限制入量，应每日监测患者体重，两次透析间体重增加 2~3kg 是安全的。有条件的单位可使用大孔径透析膜的高通量血液透析快速降低血液 FLC。由于高通量透析不能改善肾功能不全患者的预后，因此不做多发性骨髓瘤初始治疗的常规推荐。

单克隆免疫球蛋白相关肾病特点见表 3-1。

一旦多发性骨髓瘤诊断明确，需尽快开始抗多发性骨髓瘤治疗以减少游离轻链对肾脏的进一步损害。方案应首选联合硼替佐米的 3 药方案，第 1 疗程大剂量激素，有助于快速减少轻链产生。肾功能不全患者使用硼替佐米、沙利度胺、达雷妥尤单抗、阿霉素及地塞米松时不需要调整剂量；而伊沙佐米（CrCl < 30ml/min）、卡非佐米（CrCl < 15ml/min）、来那度胺、泊马度胺、马法兰（大剂量化疗联合 ASCT 剂量为 100~140mg/m²）、苯达莫司汀等需要根据肾功能不全程度调整药物剂量；环磷酰胺在尿量正常的情况下使用是安全的，但是在少尿或无尿时有诱发出血性膀胱炎的风险（表 3-2）。

表 3 - 1 单克隆免疫球蛋白相关肾病特点

肾病类型	肾脏症状	肾外受累	M 蛋白检出率
肾小球受累			
有序的 Ig 沉积			
AL、AH、AHL 淀粉样变性	蛋白尿，肾病综合征和 CKD；高血压和血尿少见	常见：心脏，肝脏，周围神经，消化道	SPE/IFE：66%~90%；尿 PE/IFE：60%~80%；FLC：75%~90%
免疫触须样肾小球肾炎/GOMMID	蛋白尿，肾病综合征，CKD，镜下血尿，高血压	不常见：周围神经和皮肤	SPE/IFE：35%~70%；尿 PE/IFE：20%~55%；FLC：20%
I 型冷球蛋白血症肾小球肾炎	蛋白尿，肾病综合征，CKD，镜下血尿，高血压；也可表现为肾炎综合征，AKI 和无尿	常见：皮肤，周围神经和关节	SPE/IFE：75%；尿 PE/IFE：UN；FLC：UN

肾病类型	肾脏症状	肾外受累	M 蛋白检出率
无库的 Ig 沉积			
MIDD	蛋白尿，肾病综合征，CKD，镜下血尿和高血压	常见，通常无症状：心脏，肝脏，肺脏	SPE/IFE: 25% ~ 100%；尿 PE/IFE: 42% ~ 100%；FLC: 100%
增生性肾小球肾炎伴单克隆 Ig 沉积	蛋白尿，肾病综合征，CKD，镜下血尿和高血压	无	SPE/IFE: 30%；尿 PE/IFE: 10%；FLC: UN
C3 肾小球病伴单克隆 Ig	蛋白尿，肾病综合征，CKD，镜下血尿和高血压	无	SPE/IFE: 100%；尿 PE/IFE: 100%；FLC: 100%

肾病类型	肾脏症状	肾外受累	M蛋白检出率
肾小管受累			
轻链范科尼综合征	低尿酸血症、肾性尿糖、氨基酸尿、小管性小分子蛋白尿、肾小管酸中毒 低磷酸盐血症、近端肾小管缓慢进展的CKD	骨：骨软化症	
近端肾小管病不伴晶体形成	肾小管蛋白尿和进行性CKD	无	
晶体沉积组织细胞增生症	近端小管功能障碍和CKD	骨髓、肝脏、脾脏、淋巴结、肺、皮肤和角膜	

注：AL，免疫球蛋白轻链；AH，免疫球蛋白重链；AHL，免疫球蛋白重链和轻链；Ig，免疫球蛋白；CKD，慢性肾病；AKI，急性肾损伤；SPE，血清蛋白电泳；PE，蛋白电泳，IFE，免疫固定电泳；FLC，游离轻链；MIDD，单克隆免疫球蛋白沉积病；GOMIDD，肾小球肾炎伴有序有序的微量免疫球蛋白沉积；UN，尚不明确。

表 3-2 多发性骨髓瘤肾功能不全患者用药剂量调整

药物	CrCl>60mL/min	CrCl30~59mL/min	CrCl15~29mL/min	CrCl<15mL/min	透析
地塞米松	20~40mg	无需调整	无需调整	无需调整	无需调整
马法兰 [mg/(kg·d)]	口服 0.15~0.25，4~7 天；大剂量：200mg/m²	口服减量 25%(0.11~0.19)，4~7 天；大剂量：140mg/m²	口服减量 25%(0.11~0.19)，4~7 天；大剂量：140mg/m²	口服减量 25%(0.11~0.19)，4~7 天；大剂量：140mg/m²	口服减量 25%(0.11~0.19)，4~7 天；大剂量：140mg/m²
硼替佐米	1.3mg/m²	无需调整	无需调整	无需调整	无需调整
沙利度胺	50~200mg/d	无需调整	无需调整	无需调整	无需调整
来那度胺 (mg/d)	25	10，无副作用可增至 15	15 隔日，无副作用可增 10	5	5
卡非佐米	第 1 疗程 20mg/m²，第 2 疗程起 27mg/m²	无需调整	无需调整	无需调整	无需调整
泊马度胺	4mg/d	无需调整	无需调整	无需调整	3mg/d

透析患者的治疗目标为脱离透析，终末期肾功能不全患者需要长期透析。对肾功能不全未能恢复的患者，除了抗多发性骨髓瘤治疗外，其他治疗与慢性肾病患者的管理相似，需限制入量，监测出入量和体重，低蛋白饮食，补充铁剂、骨化三醇等。透析患者在诊断后的死亡风险增加 15% ~ 30%。治疗后仍存在透析依赖的患者预后不佳，中位生存时间约 2 年，3 年以上存活率约 30%。

四、感染预防与处理

多发性骨髓瘤患者感染风险的增加与原发病和化疗对免疫系统的影响相关。感染也是造成多发性骨髓瘤患者死亡的主要原因之一。多发性骨髓瘤患者感染病原菌主要为荚膜菌，如肺炎链球菌、流感嗜血杆菌和革兰阴性菌。老年和虚弱患者是易感人群。预防是降低感染风险的重要措施。预防措施主要包括预防性抗生素治疗、疫苗和免疫球蛋白替代治疗。多发性骨髓瘤治疗前应充分评估患者感染风险，必要时调整治疗方案。

1. 细菌感染　对非中性粒细胞减少患者进行常规抗生素预防治疗仍有争议。一项三期临床试验显示预防性使用氧氟沙星、磺胺类药物不能显著减少严重感染发生率。但在 TEA 多发性骨髓瘤研究中，左氧氟沙星预防给药有助于减少感染性发热和感染相关死亡率，并且减少革兰阴性菌感染。对既往有慢性肺部疾病史、频繁感染、肿瘤负荷高的多发性骨髓瘤患者，在抗肿瘤治疗初期以及因化疗引起的长时间中性粒细胞减少期间，可酌情使用环丙沙星或左氧氟沙星预防感染。也可在自体移植患者中性粒细胞重建前给予喹诺酮类药物进行感染的预防。由于 CYP1A2 的抑制作用，环丙沙星可能会增加泊马度胺的血药浓度和作用，因此应首选左氧氟沙星。

2. 结核分枝杆菌　结核分枝杆菌可在化疗和移植期间复燃，对于既往感染结核或来自结核高风险地区患者，需定期进行 T – 筛查。若结核病情复燃，需暂停抗骨髓瘤治疗，于专科医院接受抗结核治疗。

3. 病毒感染　对于 PI 和 CD38 单抗治疗患者，推荐使用伐昔洛韦或等效药物预防病毒感染，特别是水痘 – 带状疱疹病毒（VZV）血清检测阳性的患者。对 VZV 阳性患者，进行自体干细胞移植后或 CD38 单抗治疗结束后仍需预防用药 3 ~ 6 月。一旦发生带状疱疹需暂停化疗，并进行抗病毒治疗至少 7 ~ 10 天。

218

对慢性或潜在乙肝病毒（HBV）感染患者，需在治疗期间和治疗结束后 6 个月~1 年进行恩替卡韦预防性抗病毒治疗。HBV 可在大剂量化疗＋自体干细胞移植期间复燃，也可在 CD38 单抗、卡非佐米治疗期间复燃，需在治疗前和治疗期间定期进行乙肝五项和 HBV – DNA 监测。活动性乙肝患者需先接受抗 HBV 治疗后再进行抗多发性骨髓瘤治疗。若潜在感染患者出现 HBV 复燃，需中断抗多发性骨髓瘤治疗，先接受抗 HBV 治疗。同样，丙肝病毒（HCV）也需在自体干细胞移植前进行筛查，必要时需进行 HCV – RNA 检测，活动性 HCV 感染需先进行抗 HCV 治疗。需要注意的是，静脉输注丙种球蛋白可能导致乙肝核心抗体、梅毒、巨细胞病毒和弓形虫检测假阳性，需加以鉴别并在输注后 3 个月复查。

对于出现流感样症状的患者，需进行流感筛查，流感阳性患者需进行奥司他韦治疗。移植后 3 个月内患者若与流感患者密切接触，需预防性使用奥司他韦。严重免疫功能缺陷的病毒性肺炎患者，可在抗感染治疗同时加丙种球蛋白。

4. 疫苗接种　多发性骨髓瘤患者可每年接种流感疫苗，必要时可使用加强针（间隔 30 天）提高中和抗体滴度，预防流感。有条件的患者可在新诊断治疗前、自体干细胞移植后进行肺炎链球菌疫苗注射。然而，由于多发性骨髓瘤患者的疫苗接种免疫反应通常低于正常人群，加强针的应用可能有助于提高中和抗体滴度，具体操作需遵循当地疫苗接种政策。应加强患者和医生对预防接种的获益和风险的认识。

5. 新型冠状病毒 多发性骨髓瘤患者接种疫苗后产生的中和抗体滴度显著低于正常人群。仅在缓解期、未接受抗多发性骨髓瘤治疗的非受累免疫球蛋白处于正常水平的患者能够产生正常范围的中和抗体滴度。多发性骨髓瘤患者的缓解深度与疫苗反应相关。基于目前的研究，欧洲骨髓瘤网络（European Myeloma Network，EMN）共识推荐如下。

适合接种新冠疫苗的多发性骨髓瘤患者：活动性多发性骨髓瘤出现症状前；疾病缓解至 VGPR、CR 和 MRD 阴性；多发性骨髓瘤开始治疗前、干细胞采集前、自体干细胞移植 3 月后；非化疗期间（来那度胺维持治疗期间也可以）；正在接受化疗或疗效不佳的患者由于疫苗接种后不能产生较好保护性免疫反应，是否接种疫苗可遵循个人意愿；既往感染新冠的多发性骨髓瘤患者（只接种一针即可）。

接种疫苗后免疫反应不佳的患者；疾病控制不佳的患者；免疫麻痹；既往治疗线数过多；年龄过大；CD38 单抗和 BCMA 靶向治疗，包括双特异性 T 细胞抗体耦联药物治疗和 CAR－T 治疗。

若出现免疫反应不佳，可考虑行第 3 次疫苗接种，加强免疫反应；不能产生有效免疫反应的患者需加强个人防护；群体免疫有助于降低患者感染风险，特别是患者的家庭成员和相关医务人员；免疫缺陷患者可考虑保护性单抗治疗。

（六）真菌感染

目前不推荐在常规化疗阶段预防性抗真菌治疗。长期使用糖皮质激素患者、移植后患者肺孢子菌感染风险显著升高，需预防肺孢子菌感染。预防首选甲氧苄啶－磺胺甲噁唑。既往侵袭性真菌感染患者可使用两性霉素 B、氟康唑、伊曲康唑、伏立康唑等抗真菌药物进行预防。

（七）免疫球蛋白的应用

常规预防性输注丙种球蛋白不能使多发性骨髓瘤患者获益，仅推荐在低丙种球蛋白血症（IgG＜5g/L）和反复/重症感染患者使用，可给予治疗性静脉注射免疫球蛋白 0.4mg/（kg·d），3～5 天。

五、高黏滞血症

高黏滞血症是由于血清免疫球蛋白过高导致的神经精神状态异常、视力改变、黏膜出血、缺氧，甚至心脏衰竭等。多见于 IgA 型、IgG 型，也多见于巨球蛋白血症患者。血浆置换高黏滞血症有效，首次至少置换 1.5 倍血浆体积，随后可减至 1.0 倍血浆体积。置换液白蛋白浓度为 5%，或使用新鲜冰冻血浆，避免发生凝血异常。另外，在血浆置换的同时，必须尽早开始多发性骨髓瘤的化疗，抑制和减少 M 蛋白产生。血浆置换 1~3 天，重新评估患者状态，至症状缓解。随着化疗的进行，疾病得到控制，即可停止血浆置换。

第四节　常见药物不良反应与处理

一、周围神经病变诊断、鉴别诊断、预防和处理

多发性骨髓瘤相关周围神经病变（PN）按照发生原因分为：多发性骨髓瘤疾病本身相关 PN（M 蛋白及继发代谢异常，肿瘤压迫等）和药物治疗相关 PN（如硼替佐米、沙利度胺、长春新碱、顺铂等），合并有淀

粉样变性的患者 PN 发生率会明显升高。PN 临床表现主要为感觉神经、运动神经及自主神经受损的症状或体征。药物相关 PN 发生率在沙利度胺为 25% ~75%，硼替佐米为 40% ~60%，长春新碱为 10% ~24%。

（一）PN 诊断标准

需符合以下 3 条。

（1）明确多发性骨髓瘤病史。

（2）诊断多发性骨髓瘤疾病时或药物治疗过程中或之后出现相关临床症状和体征。

（3）以下神经系统检查的 4 个方面≥1 项异常：①感觉神经检查（痛觉、温度觉、触觉、振动觉等）；②运动神经检查（肌力、踝反射、桡反射等）；③自主神经相关检查（发汗试验、心眼试验、皮肤划痕试验等）；④神经电生理检查中神经传导速度有 1 项或 1 项以上减慢。

如病程中出现低血压、麻痹性肠梗阻、尿潴留等应高度警惕自主神经病变的发生。需询问是否存在多发性骨髓瘤本身所致的 PN 及其伴随疾病（如糖尿病、脑血管疾病），进行鉴别诊断。

治疗相关 PN 症状和体征主要包括感觉神经病变、运动神经病变和自主神经病变。①感觉神经病变主要表现为远端对称性感觉异常、麻木、烧灼感、痛觉过敏、疼痛等。双足症状最早出现，呈手套、袜套样分布；②运动神经病变较少单纯出现，往往发生于已有重度周围感觉神经病变情况下，表现为肌肉痉挛、震颤或远端肌肉无力；③自主神经病变表现为体温调节和出汗异常；便秘、肠梗阻等消化道症状；排尿障碍、尿潴留等泌尿系统症状；直立性低血压、晕厥等心血管系统症状。

神经系统检查主要包括神经专科检查、神经电生理检查——神经传导速度和其他评估表。检查主要针对肢体痛觉、温度觉、触觉、振动觉和踝反射进行检查。电生理检查包括运动神经传导速度测定和感觉神经传导速度测定。初筛可疑的患者需评估髓鞘粗纤维神经传导电信号的能力，包括正中神经、尺神经、腓总神经、胫神经及腓肠神经。有≥1项异常则为阳性。其他评估方法主要包括神经功能评分和定量感觉检查等。

（二）PN 分级

根据美国国立癌症研究所（National Cancer Institute, NCI）常见不良事件标准（Common Terminology Criteria for Adverse Events, CTCAE）对其严重程度进行分级。

（三）鉴别诊断

1. 淀粉样变性周围神经病 即周围神经的淀粉样变性，是淀粉样物质在周围神经沉积引起的进行性感觉、运动神经病，伴自主神经功能障碍。主要包括家族性淀粉样变性周围神经病、原发性轻链淀粉样变性、继发性淀粉样变性等。主要临床特征为小纤维神经病（痛性感觉障碍）和自主神经功能低下。合并其他器官受累可出现肝脾大、蛋白尿、肾病、巨舌、眶周紫癜等。血或尿免疫电泳可见 M 蛋白，确诊依赖受累组织器官活检，若受累组织器官活检困难可行骨髓、皮下脂肪、舌活检，活检标本刚果红染色阳性可确诊。明确淀粉样物质存在后需对淀粉样物质类型进行组化检测。

NCI - CTCAE 5.0 周围神经病变的分级见表 3 - 3。

2. POEMS 综合征 主要表现为：P：多发性神经病变；O：器官肿大；E：内分泌异常；M：血清 M 蛋白阳性；S：皮肤改变。其他表现还包括多浆膜腔积液、肺动脉高压、视乳头水肿等。其神经病变表现起病隐匿，常双下肢起病，逐渐向上发展，通常有麻木、刺痛、发凉，随后出现进行性由远端至近端无力症状。诊断标准需满足 2 条强制标准、至少 1 条主要标准和至少1 条次要标准，见表 3 - 4。

表 3 - 3 NCI - CTCAE 5.0 周围神经病变的分级

病变类型	1 级	2 级	3 级	4 级	5 级
感觉神经病变	无症状,深腱反射丧失或感觉异常	中度症状,工具性日常生活活动受限	症状严重,日常生活自理受限	危及生命	死亡
运动神经病变	无症状,仅临床或诊断观察,不干预	中度症状,工具性日常生活活动受限	症状严重,日常生活自理受限,辅助设备	危及生命	死亡
神经痛	轻度疼痛	中度疼痛,工具性日常生活活动受限	严重疼痛,日常生活自理受限		

NCI - CTCAE:美国国立癌症研究所常见不良事件

表 3 – 4　POEMS 综合征诊断标准

强制 标准	·多发性周围神经病（脱髓鞘性周围神经病为典型 　类型） ·血清或尿发现单克隆免疫球蛋白（几乎都为 λ 型）
主要 标准	·Castleman 病 ·骨硬化病或囊性骨硬化病 ·血清或血浆血管内皮生长因子升高
次要 标准	·器官肿大（脾大、肝大、淋巴结大） ·血容量增加（周围性水肿、腹腔积液、胸腔积液等） ·内分泌紊乱（肾上腺、甲状腺、垂体、性腺、甲 　状旁腺、胰腺） ·皮肤改变（色素沉着、肾小球血管样瘤、手足发 　绀、指尖发白） ·视乳头水肿 ·血小板增多症/红细胞增多症
其他症 状体征	杵状指、消瘦、多汗症、肺动脉高压/阻塞性肺疾 病、血栓体质、腹泻、维生素 B_{12} 降低

3. 单克隆丙种球蛋白病合并周围神经病　也叫副蛋白血症周围神经病，是单克隆丙种球蛋白病引起的神经系统病变表现，以及周围神经受损出现的周围性感觉、运动、自主神经功能障碍表现。该病主要见于 50 岁以上，起病隐匿，临床表现为足麻木、感觉异常、平

衡障碍和步态不稳，深感觉和触觉受累明显。约半数患者合并疼痛不适。约 50% 的患者可检出抗髓鞘相关糖蛋白抗体阳性，M 蛋白阳性，但血管内皮生长因子不升高，无硬化性骨病及皮肤改变。

4. 慢性炎性脱髓鞘性多发性神经根神经病（CIDP）

早期慢性或亚急性 CIDP 易被误诊为 POEMS 综合征，但 CIDP 患者不会出现异常 M 蛋白、血管内皮生长因子升高，骨放射检查以及皮肤的改变有助于鉴别诊断。在神经电生理诊断中，POEMS 综合征多见近端神经传导速度减慢，而 CIDP 更多见传导阻滞。

（四）预防

治疗相关 PN 的预防措施主要有调整药物剂量、给药方式和给药时间。

1. 硼替佐米的调整 硼替佐米相关 PN 具有剂量依赖性和可逆性，可遵照药物说明书调整剂量。在总剂量相近情况下，每周一次给药可显著降低 PN 发生率，而缓解率无显著差异。另外，皮下注射较静脉给药能显著降低 PN 发生率和严重程度。

2. 沙利度胺的调整 沙利度胺相关 PN 为不可逆性，需及时进行剂量调整。1 级无神经痛可不调整剂量；1 级神经痛或 2 级 PN 应减少 50% 剂量，可暂停使用至恢复至 1 级，恢复剂量应减少 50%。2 级伴神经痛或 3 级以上 PN 需停用沙利度胺，若恢复至 1 级，治疗剂量应减少 50%。4 级 PN 需终生停用沙利度胺。

（五）对症治疗

患者日常需着宽松鞋袜和衣物，温水足浴有助于缓解症状。若出现肠麻痹需停用相关药物，给予胃肠减压，保留灌肠；若出现尿潴留需停用相关药物，给予下腹局部热敷、按摩、导尿等对症处理。

营养神经药物有助于修复神经的病理变化，减轻损伤程度，主要药物包括 B 族维生素（维生素 B_1、维生素 B_6、维生素 B_{12}、叶酸、腺苷钴胺等）、神经生长因子、谷胱甘肽抗氧化剂（α-硫辛酸）等。

神经痛的治疗可在营养神经的基础上加用神经类药物。一线用药：抗惊厥药卡马西平或普瑞巴林，三环类抗抑郁药如阿米替林或丙米嗪也可选用；二线用药：盐酸曲马多或阿片类止痛药（急性疼痛可一线使用）；三线用药：抗癫痫药或氯胺酮。

二、血栓诊断、分类和处理

与实体瘤患者不同，多发性骨髓瘤患者动脉血栓栓塞事件（ATE）和静脉血栓栓塞事件（VTE）的风险都较高。多发性骨髓瘤患者血栓形成的因素主要有：高龄、家族史或既往血栓史、心血管合并症、血脂异常、高血压、糖尿病、骨病导致的活动受限。多发性骨髓瘤治疗药物也可导致高凝状态：免疫调节剂（沙利度胺、来那度胺、泊马度胺）、地塞米松可增加 VTE 风险；二代蛋白酶体抑制剂卡非佐米不仅可增加 VTE 风险，还可诱发心功能不全、心肌病和潜在心肌缺血等。

对于疑似 VTE，要完善四肢加压血管超声检查。疑似肺栓塞患者需完善 CT 肺动脉造影检查。但对肾功能不全患者或多发性骨髓瘤患者需警惕含碘造影剂对加重肾功能损害的风险，可进行核磁共振肺血管造影或通气/灌注扫描检查替代。

目前指南推荐一级 VTE 的预防可使用小剂量阿司匹林、低分子肝素或华法林。直接口服抗凝药可用于治疗急性 VTE，但不推荐用于 VTE 的一级预防。抗凝药物的选择取决于患者肾功能，是否能自行进行皮下注射，以及经济状况。动脉血栓或者心脏事件尚无推荐的预防用药。

对多发性骨髓瘤患者，抗血栓治疗取决于患者 VTE 病因。

对于多发性骨髓瘤骨髓移植、治疗相关 VTE，抗凝治疗至少 3 个月。低分子肝素是治疗急性 VTE 的首选药物，也可选用新型口服抗凝药。若多发性骨髓瘤缓解不佳或仍需化疗，则继续预防抗凝治疗。

导管相关血栓形成，标准抗凝治疗至少 3 个月。导管相关血栓需持续抗凝至导管拔除，拔除后仍需接受 4~6 周抗凝治疗预防 VTE 复发。

在使用免疫调节剂期间，有高血栓风险倾向者需要预防性抗凝治疗，可选用小剂量阿司匹林、华法林或低分子肝素。大部分患者推荐使用阿司匹林，高血栓风险或先前出现血栓事件的患者建议使用预防量低分子肝素。口服免疫调节剂期间均需预防抗凝，治疗结束后必要时继续预防抗凝治疗 1 个月。VTE 不是免疫调节剂的绝对禁忌证。

三、其他并发症

（一）消化道不良反应

1. 腹泻　腹泻患者注意少食多餐，减少脂肪和纤维素摄入，保证每日饮水充足，饮食困难患者需静脉输液治疗。中枢镇吐药物如昂丹司琼有助于预防和缓解恶心、腹泻。洛哌丁胺和益生菌也有助于缓解腹泻。由于免疫调节剂能够刺激胆汁过量排泄导致腹泻，因此胆汁酸螯合剂（如消胆胺）有助于缓解免疫调节剂相关性腹泻。

2. 便秘 便秘的原因是多方面的，除化疗外，高钙血症、低钾血症、阿片类药物均可导致便秘。便秘患者应保证足够液体和纤维素摄入。聚乙二醇和乳果糖可有效缓解便秘，应用过程应注意腹胀和肠痉挛等副作用。灌肠存在局部细菌易位导致感染风险，非必要情况下应避免使用。

3. 恶心和呕吐 恶心和呕吐多见于使用烷化剂、口服蛋白酶体抑制剂（伊沙佐米）和塞利尼索的患者。患者应每日少食多餐，避免茶、咖啡等具有刺激消化道作用的饮食，少量多次饮水。预防性止吐药有助于缓解症状。对于味觉障碍的患者，葡萄糖酸锌有助于缓解症状。

（二）中性粒细胞减少

化疗相关中性粒细胞（ANC）减少通常出现在化疗后 7～14 天，根据 NCI – CTCAE 5.0 标准，中性粒细胞减少分为 4 级：1 级：$1.5 \times 10^9/L \leqslant ANC < 2.0 \times 10^9/L$；2 级：$1.0 \times 10^9/L \leqslant ANC < 1.5 \times 10^9/L$；3 级：$0.5 \times 10^9/L \leqslant ANC < 1.0 \times 10^9/L$；4 级：$ANC < 0.5 \times 10^9/L$。中性粒细胞减少患者感染风险增加，是多发性骨髓瘤患

者死亡的主要原因之一。中性粒细胞减少性发热指 ANC <1.0×10⁹/L 合并发热（体温 >38.3℃，或体温持续 ≥38℃）。

接受来那度胺治疗患者 3~4 级中性粒细胞减少发生率为 35%，硼替佐米为 11%，沙利度胺约 1%。预防性粒细胞集落刺激因子（G-CSF）推荐用于 3~4 级中性粒细胞减少发生率 >50% 的患者，或治疗前 ANC < 1.0×10⁹/L 的患者。G-CSF 的用量需个体化。若患者恢复至 ANC >1×10⁹/L 可不调整化疗方案，若出现 ANC <1.0×10⁹/L 需对治疗方案进行调整。如果出现严重的中性粒细胞减少或中性粒细胞减少性发热，需推迟患者化疗。

（三）化疗相关心脏毒性

蛋白酶体抑制剂、免疫调节剂、蒽环类化疗药可产生化疗相关心脏毒性。由于卡非佐米是不可逆性蛋白酶体抑制剂，可能导致不可逆的心脏毒性，如充血性心功能不全、肺栓塞、射血分数减低、限制性心肌病、心肌缺血和心肌梗死，目前机制尚不明确。在使用前应充分考虑患者获益与风险，并且评估患者心脏超声和氨基末端脑钠肽前体（NT-ProBNP）和相关心肌酶水平，评估是否存在心脏淀粉样变性，并在使用期间动态监测，及时识别和干预，必要时调整药物剂量和方案。血管紧张素转换酶抑制剂和 β 受体拮抗剂有助于改善左心室射血分数。

（四）单抗类药物输注相关反应的管理

1. 预防输注相关反应 CD38 单抗的输注相关反应（IRRs）多发生于首次输注期间，用药前 1 ~ 3 小时需使用药物预防 IRRs，预治疗如下。

（1）地塞米松 20mg（或甲强龙 100mg）静脉注射。

（2）对乙酰氨基酚 650 ~ 1000mg 口服。

（3）苯海拉明 25 ~ 50mg 口服或静脉注射。

（4）孟鲁司特 10mg，首次用药前口服有助于缓解气道痉挛。

2 个疗程后，若患者无 IRRs，激素可减量或停用。

对于发生严重 IRRs 或合并呼吸道疾病患者，可在用药后 2 天口服糖皮质激素（≤20mg 甲强龙或等效中长效糖皮质激素）进一步预防。慢性阻塞性肺病患者必要时可使用短效和长效支气管扩张剂或吸入糖皮质激素。

2. IRRs 的管理 对于任何等级 IRRs，需立刻中断药物输注并对症治疗。

1 ~ 2 级 IRRs 可待症状消退后重新输注，输注速度不得大于发生 IRRs 输注速率的一半。如果未再出现 IRRs，可继续递增输注速度。3 级 IRRs 重新开始输注同 1～2 级。如果再次发生 3 级 IRRs，应重复上述步骤，加强支持治疗，必要时予抗组胺药或糖皮质激素缓解症状。第 3 次发生 IRRs 应永久终止 CD38 单抗治疗。4 级 IRRs 危及生命，应永久终止 CD38 单抗治疗。

（五）CAR－T 相关不良反应

CAR－T 治疗最常见的不良反应为细胞因子释放综合征（CRS）。CRS 是指由细胞因子释放引起的发热、低氧、心动过速、寒战甚至多器官功能不全等临床表现。CRS 多发生在 CAR－T 输注后的 2～3 天，持续时间约 1 周，轻者可表现为流感样症状，包括发热、低血压、心动过速、缺氧和寒战；严重 CRS 可能包括房颤和室性心动过速、心搏骤停、心力衰竭、肾功能不全、毛细血管渗漏综合征、低血压、缺氧、噬血细胞综合征等。根据美国移植与细胞治疗学会（American Society for Transplantation and Cellular Therapy，ASTCT）指南，CRS 分级见表 3－5。

表 3-5 ASTCT CRS 分级

CRS 症状	1 级	2 级	3 级	4 级
发热	体温 ≥38℃	体温 ≥38℃	体温 ≥38℃	体温 ≥38℃
和				
低血压	无	不需要升压药	需要 1 种升压药＋需要或不需要血管加压素	需要多种升压药联合使用
和/或				
低氧血症	无	需要鼻导管或文丘里面罩吸氧	需要经鼻高流量吸氧，储氧面罩或文丘里面罩吸氧	需要有创或无创正压通气

注：1. 若患者使用退热药或抗细胞因子药物治疗，体温不是评估分级必要条件。2. CRS 分级取决于患者最严重的症状。3. 低流量鼻导管吸氧为氧流量 ≤6L/min；高流量鼻导管吸氧为氧流量 >6L/min。

1. CRS 的处理 根据 NCCN 指南的推荐，对 1 级 CRS，有明显症状和/或合并症，持续时间 >3 天的可考虑使用抗白介素 -6 单抗（托珠单抗 10mg，每 12 小时一次，静脉滴注至少 1 小时，单次不超过 800mg），必要时可给予广谱抗生素、补液、G-CSF、脏器保护等对症支持治疗。在 CAR-T 疗法中不推荐使用粒细胞-巨噬细胞集落刺激因子（GM-CSF）。

2 级 CRS 需使用托珠单抗 8mg/kg 静脉注射，若无改善，可在 8 小时内重复使用，每 24 小时最多 4 次。对托珠单抗治疗后的顽固低血压，可使用地塞米松 10mg 静脉注射，每日 1 次或每 12 小时 1 次。支持治疗方面需积极补液、扩容，及时给予血管活性药物，必要时可转入监护病房。在开始抗白介素-6 治疗后 24 小时无改善者按照 3 级 CRS 管理。

3 级 CRS 时托珠单抗用法同 2 级，地塞米松 10mg 静脉注射，每 6 小时 1 次，若症状不能控制，按照 4 级 CRS 管理。转入 ICU 进行血流动力学监测，吸氧，完善超声心动图，积极使用血管活性药物，对症处理器官毒性。

4 级 CRS 时托珠单抗治疗同 2 级，地塞米松 10mg 静脉注射，每 6 小时 1 次。难治患者可考虑甲泼尼龙 1000mg×3 天冲击治疗。患者需转入 ICU 进行机械辅助通气和血流动力学检测，补充血容量，积极使用血管活性药物，对症处理器官毒性。其中甲泼尼龙 1000mg×3 天后可快速减量至每 12 小时 250mg×2 天，随后每 12

小时 125mg×2 天，每 12 小时 60mg×2 天。

免疫效应细胞相关神经毒性综合征（ICANS）主要表现为脑病、头痛、震颤、头晕、意识改变、失语、谵妄、焦虑、多动或精神错乱等，严重可出现癫痫发作甚至致命性严重脑水肿。出现神经毒性的中位时间为 4～10 天，持续时间为 14～17 天。ICANS 独立于 CRS 事件，具有独立分级（表 3-6）。

表 3-6　ICANS 分级

神经毒性	1 级	2 级	3 级	4 级
ICE 得分	7～9	3～6	0～2	0（患者无法唤醒）
意识水平	可自主觉醒	需声音唤醒	需触觉刺激唤醒	患者不能被唤醒或需要反复剧烈触觉刺激唤醒，或昏迷状态
癫痫发作	–	–	通过干预可解决的局灶性或全身性发作，或通过脑电图出现的非惊厥性发作	危及生命的长时间癫痫发作（>5 分钟）；或反复发作，两次发作之间未恢复至基线

神经毒性	1级	2级	3级	4级
运动情况	N/A	N/A	N/A	局部运动无力，如偏瘫或截瘫
颅压升高/脑水肿	N/A	N/A	影像学局灶性水肿	影像学弥漫性脑水肿；去大脑或去皮质强直；或颅神经 VI 麻痹；或视乳头水肿；或库欣三联征

注：ICE，免疫细胞相关性脑病。ICANS 分级按照症状最重者进行评估。需除外其他原因引起的意识减退（如镇静药等）。因颅内出血导致的脑水肿不属于 ICANS 分级的神经毒性。

2. ICANS 的处理 一旦出现 ICANS 相关表现，需对患者进行神经系统、认知能力评估与分级，每天 2 次。对 2 级及以上 ICANS，需完善脑 MRI 检查，若不能行 MRI 则做颅脑 CT 评估，进行脑电图检查明确是否存在癫痫发作，并请神经内科会诊。慎用可能发生中枢神经系统副作用的相关药物及精神类药物。若出现癫痫发作，给予抗癫痫药物。

1 级 ICANS 不合并 CRS，支持治疗，合并 CRS 的患者行托珠单抗 8mg/kg（每次不超过 800mg）治疗，必要可每 8 小时给药一次。

2 级 ICANS 不合并 CRS，支持治疗，予地塞米松 10mg 静脉注射后重新评估，必要时可每 6～12 小时重复给药。若合并 CRS，进行托珠单抗治疗，神经毒性合并≥2 级 CRS 转 ICU 治疗。

3 级 ICANS 建议转至 ICU，予地塞米松 10mg 静脉注射每 6 小时一次，或甲泼尼龙 1mg/kg 静脉注射每 12 小时一次，合并 CRS 的患者行托珠单抗治疗。

4 级 ICANS，进行 ICU 监护，积极机械通气，予大剂量糖皮质激素，甲泼尼龙 1000mg×3 天（严重者可每日 2 次给药），然后快速递减，每 12 小时 250mg×2 天，每 12 小时 125mg×2 天，每 12 小时 60mg×2 天。

≥3 级 ICANS 需每 2～3 天复查神经影像学，完善诊断性腰椎穿刺。不同级别 ICANS 合并 CRS，托珠单抗用药方式同 CRS。

（六）毛细血管渗漏综合征

毛细血管渗漏综合征（CLS）又叫 Clarkson 综合征，是各种致病因素导致毛细血管内皮损伤、血管通透性增加，大量血浆蛋白及水分渗透到组织间隙，引起组织胶体渗透压增高，从而引起全身性水肿、多浆膜腔积液、低蛋白血症、低血容量性低血压，严重时可发生多器官功能障碍综合征（MODS）。

CLS 最典型症状为全身组织水肿，首先出现在皮下组织疏松部位，以眼球结膜出现最早，随后面颈部、躯干和肢体水肿，伴多浆膜腔积液，严重时可出现肺水肿，导致 MODS。

CLS 诊断主要依靠诱发因素、临床表现和实验室检查。若存在引起系统性炎症反应综合征（SIRS）或脓毒症的因素，出现全身性水肿、血压降低、血液浓缩、低蛋白血症，补充小分子晶体后水肿加重可临床诊断 CLS。

CLS 分渗漏期和恢复期。渗漏期表现为全身毛细血管通透性增加，有效血容量不足，组织灌注不足，临床表现为进行性水肿、多浆膜腔积液、低蛋白血症，需积极治疗。恢复期毛细血管通透性逐渐恢复正常，血浆胶体渗透压逐渐增高，血容量增加，临床上表现为水肿消退，血压、中心静脉压回升，需警惕发生急性左心衰竭。

CLS 的治疗包括积极治疗原发病、改善毛细血管通透性（肾上腺糖皮质激素）、保证组织氧供（机械通气改善氧供）、液体治疗等支持治疗，以及托珠单抗、血浆置换等多种手段抗炎症介质。其中，液体治疗是治疗CLS的关键，应根据不同阶段的病理生理特点选择恰当的补液方式和液体种类。

SIRS阶段：边补液边脱水，维持出入量平衡。1/2张晶体液1500~2000ml/（m²·d）。若出入量正平衡或出现低蛋白血症，可予血浆以提高胶体渗透压，补液同时给予利尿、降颅压等脱水处理，预防肺水肿、脑水肿的发生。

CLS渗漏期：边补液边脱水，维持有效循环血量。补液优先选择血液制品，晶体易发生渗漏，不作为首选。白蛋白也可渗漏到组织间隙，可加重水肿，应少用。人工胶体首选羟乙基淀粉，其分子量大，在血管内维持时间长4~6小时，可提高血浆胶体渗透压；还可堵塞毛细血管内皮细胞的裂隙和基底膜以及抑制中性粒细胞黏附聚集、减少氧自由基对内皮细胞的损伤，扩容效果好，但不推荐用于CLS急性肾损害患者。

第五节　经验谈临床问题与处理

多发性骨髓瘤是血液系统恶性肿瘤之一，发病率呈逐年上升趋势，多发于老年人，目前尚不能彻底治愈，且在治疗期间约有 2/3 的患者会出现明显并发症。多发性骨髓瘤并发症包括疾病相关和治疗相关两大类，支持治疗是多发性骨髓瘤治疗的重要组成部分。合理管理多发性骨髓瘤并发症，对于改善患者生活质量和延长患者生存至关重要。患者的管理，一方面依赖患者自身的仔细观察，另一方面依赖医生全面过硬地处理内外科常见危重症的知识和能力。多发性骨髓瘤支持治疗需要多学科协作。细心、耐心，追根溯源，总结、学习、提高需始终贯穿于管理患者的各个环节。关注全程管理，持续控制疾病，在延长患者生存的同时提高患者的生活质量，是我们治疗多发性骨髓瘤的最高目标。

第四章　多发性骨髓瘤患者接诊要点

第一节　接诊思路

　　多发性骨髓瘤是好发于老年人的恶性浆细胞肿瘤，随着我国人口老龄化趋势不断加速，多发性骨髓瘤发病率呈逐年升高趋势。多发性骨髓瘤临床表现多样，患者以骨痛、贫血、感染、肾功能不全等不同症状起病。多发性骨髓瘤误诊率极高，患者可能因上述症状至骨科、呼吸科、肾内科就诊，误诊为骨病、呼吸道感染、肾功能不全等。因此诊疗过程中接诊上述患者应予以重视，保持临床敏感性。根据患者不同的临床表现，确定后续接诊思路，完善包括血尿 M 蛋白鉴定、血清游离轻链、骨髓穿刺及活检等相关检查，以早期明确诊断。尽管骨髓瘤患者临床起病隐匿，症状表现多样，但通常以骨痛、贫血、肾功能不全起病，这几个方面的接诊思路可参考如下。

一、以骨痛起病患者的接诊思路

80%以上的多发性骨髓瘤患者伴有不同程度骨损害，骨病根源是骨髓瘤疾病本身所致。何种骨骼改变需要考虑骨髓瘤呢？骨髓瘤骨病表现为溶骨性破坏导致的骨密度改变、骨质疏松、骨质破坏等，临床表现包括骨痛、骨折（非脊柱、脊椎压缩）、脊髓压迫、高钙血症等。骨痛的发生机制与骨骼及周围软组织解剖学结构受损、炎性介质刺激及放射痛相关。

（一）病史和检查要点

1. 病史

（1）有无骨痛：骨痛的诱因（是否为负重或活动后骨痛）、具体部位（是否为腰骶部、胸部、四肢等部位）、疼痛程度、持续时间、加重及缓解方式、有无活动受限及畸形。有无骨质破坏并发症表现，如高钙血症表现（头痛、呕吐、烦渴、淡漠、嗜睡，严重可至昏迷）、神经压迫症状（感觉异常、便秘、大小便失禁、瘫痪）。

（2）有无脊柱先天畸形或外伤病史：如脊柱侧弯、脊柱裂、外伤、扭伤、腰肌劳损、腰椎间盘突出病史。

（3）是否伴有其他临床症状：是否合并贫血症状

（虚弱、疲劳、头晕、嗜睡、黑便、月经过多等）、肾功能不全（蛋白尿、血尿、少尿、无尿、肌酐升高等）、出血倾向（鼻腔及牙龈出血、皮肤出血点、紫癜）、高黏滞血症（视物模糊、头晕、耳鸣、共济失调、雷诺现象等）、淀粉样变性（舌体肥大、心脏扩大、消化不良、腹胀、全身浮肿、大量蛋白尿等）、感染征象（发热、咳嗽、咳痰、皮疹、尿痛、腹泻）、神经病变（手足麻木、刺痛、低血压、胃肠道功能紊乱、出汗异常）、低蛋白血症（下肢浮肿、多浆膜腔积液）、髓外病变（肿块压迫不同部位表现，如头痛、腹胀、腹痛、呼吸或吞咽困难、肢体肿胀）。

（4）其他导致骨痛疾病的常见伴随症状：甲状旁腺功能亢进（多尿、肌肉无力、疲劳、泌尿系结石、活动受限等）、风湿性疾病（骨性关节炎、皮疹、关节畸形）、是否为内脏疾病相关放射痛（心绞痛可放射至左肩、腰背痛可与消化性溃疡/胰腺/生殖系统炎症等疾病放射痛相关）、骨结核（消瘦、盗汗、低热、体重减轻）、骨脓肿（发热、疼痛）、骨原发肿瘤、血液系统肿瘤（除多发性骨髓瘤外）、实体瘤骨转移等征象。

2. 辅助检查 完善血常规、肝肾功能、电解质、肿瘤标志物、血尿 M 蛋白、血清游离轻链、感染指标、心脏彩超、影像学检查，注意有无球蛋白升高、贫血、蛋白尿、肾功能不全、高钙血症等。

（二）骨痛的鉴别诊断

伴随骨痛患者需与其他一些疾病相鉴别：淋巴瘤、白血病、海洋性贫血、镰状细胞性贫血、实体瘤（乳腺癌、肺癌、前列腺癌）骨转移、甲状旁腺功能亢进、骨折、强直性脊柱炎、类风湿关节炎、骨关节炎等。

（三）临床思考

多发性骨髓瘤骨痛常见部位为腰骶部、肋骨、四肢。轻微外伤情况下受损骨骼可出现病理性骨折。患者多至骨科、风湿科、内科就诊。对于存在骨痛的患者要积极完善影像学检查，如全身扁骨 X 线片、CT、MRI、PET – CT。多发性骨髓瘤骨病典型的影像学表现为松质骨穿凿样骨质病变，以颅骨、肋骨、骨盆等部位多见，多发类圆形透亮区。部分患者可无明显骨质破坏，表现为全身广泛骨质疏松，肋骨及脊柱病理性骨折。存在上述特异影像学表现的患者，应考虑多发性骨髓瘤可能。需根据患者骨痛的特点、伴随症状、体征初步判断病情。建议尽早到血液科完善多发性骨髓瘤相关检查（如血尿 M 蛋白鉴定、骨髓穿刺及活检、血清游离轻链等）以明确诊断。

二、以贫血起病患者的接诊思路

贫血也是多发性骨髓瘤常见的就诊原因之一，见于30%～70%的患者，表现为头晕、乏力、面色苍白、心悸、气促等症状，随病情进展而加重。造成贫血的病因有：异常浆细胞增生抑制骨髓造血功能，肾功能不全导致促红细胞生成素（EPO）生成减少，红细胞寿命缩短，营养，化疗等。多发性骨髓瘤患者的贫血大多表现为正细胞正色素性贫血，可结合患者临床病史、查体及辅助检查来综合分析。

（一）病史和检查要点

1. 病史

（1）面色苍白、疲劳、活动耐量下降等贫血症状持续时间：短期内出现贫血表现需考虑是否合并急性出血、溶血；长期贫血表现需考虑慢性病贫血、营养性贫血以及血液系统原发疾病等。

（2）近期有无消化系统、泌尿系统、妇科失血：有无消化道出血，如呕血、黑便、血便、痔疮出血、血尿、月经过多、异常阴道出血等情况。

（3）伴随症状：是否合并骨痛、泡沫尿、感染、出血、周围神经病变等不适症状（详见骨痛接诊思路部

248

分——伴随症状）。

（4）家族史：有无血液病家族史，尤其是地中海贫血、遗传性球形红细胞增多症等。

（5）既往史：有无胃肠道手术史、有无节食、素食、造血原料（铁、叶酸、维生素 B_{12}）缺乏史。

（6）用药史：近期有无解热镇痛药（吲哚美辛、保泰松）、抗生素（氯霉素、利奈唑胺、磺胺及其衍生物）、化疗药（环磷酰胺、白消安、阿霉素、马法兰）、抗甲状腺药（甲硫咪唑、甲硫氧嘧啶）等用药史。有无化学毒物、放射线接触史。近期有无献血。

2. 辅助检查　完善血常规＋网织红细胞、抗人球蛋白试验、外周血涂片、肝肾功能、电解质、自身免疫指标、感染指标、造血原料、肿瘤标志物、骨髓穿刺及活检、血尿 M 蛋白等相关检查。

（二）贫血的鉴别诊断

发现有贫血的患者，需要与一些疾病相鉴别：再生障碍性贫血、骨髓增生异常综合征、自身免疫性溶血性贫血、缺铁性贫血、遗传性球形红细胞增多症、阵发性睡眠性血红蛋白尿、机械性红细胞损伤、白血病。

（三）临床思考

以贫血表现起病的多发性骨髓瘤患者常至大内科、

血液内科、神经内科等科室就诊。贫血的诊断不难，仅给予经验性铁剂治疗可能会延误病情。对于以贫血就诊的患者，诊治过程中最重要的是追查贫血的病因。多发性骨髓瘤患者贫血多为正细胞正色素性贫血，常合并球蛋白升高、尿蛋白升高、骨质破坏等特殊表现。早期全面的病史采集，辅助检查中寻找征象，并进一步完善多发性骨髓瘤相关检查，如血尿 M 蛋白鉴定、骨髓穿刺及活检、影像学检查等，可协助诊断。

三、以肾功能不全起病患者的接诊思路

多发性骨髓瘤伴肾功能不全患者临床可表现为蛋白尿、血尿、管型尿。70% 的多发性骨髓瘤患者早期存在尿蛋白升高。正常人 24 小时尿蛋白总量小于 150mg。当尿蛋白总量大于 150mg 时，可经常规方法检出，临床称为蛋白尿。

肾损害是多发性骨髓瘤最常见和最严重的并发症之一。据统计有 25% 的多发性骨髓瘤患者死于肾功能衰竭，是仅次于感染的第二位死亡原因。

（一）病史和检查要点

1. 病史

（1）诱因：询问蛋白尿有无明确诱因，区分功能

性蛋白尿与病理性蛋白尿。

（2）蛋白尿类型：完善尿蛋白谱，根据蛋白分子大小，区分是溢出性蛋白尿、肾小球性蛋白尿还是肾小管性蛋白尿。

蛋白尿分类及病因如下。

1）功能性蛋白尿：剧烈运动、直立体位、脊柱前凸时发生的一过性良性蛋白尿。

2）肾小球性蛋白尿：主要因肾小球基底膜或肾小球毛细血管病变，导致滤过膜孔径增大、血管壁破坏，使包括中分子、大分子的各种蛋白分子非选择性滤出。常见于急性肾小球肾炎、肾病综合征等。

3）肾小管型蛋白尿：肾小管病变导致近端肾小管重吸收障碍，尿蛋白谱为小分子蛋白，如 β_2 微球蛋白、溶菌酶。

4）溢出性蛋白尿：小分子蛋白经肾脏滤过，超过肾脏重吸收阈值所致。如多发性骨髓瘤轻链蛋白、血红蛋白、肌红蛋白。

（3）伴随症状：是否合并骨痛、感染、水肿、出血、高黏滞血症表现。

（4）是否有高血压、糖尿病、自身免疫性疾病病史。

2. 辅助检查 完善血常规、肝肾功能、电解质、血尿 M 蛋白、血清游离轻链、IgG4、自身免疫指标、感染指标、凝血功能、尿蛋白谱、尿蛋白定量、肿瘤标志物、血脂、骨髓穿刺及活检、肾脏穿刺、影像学检查等。

（二）鉴别诊断

除了多发性骨髓瘤，以下疾病也容易出现尿蛋白，应加以鉴别：淀粉样变性、华氏巨球蛋白血症、过敏性紫癜肾炎、系统性红斑狼疮、乙型病毒性肝炎相关性肾炎、糖尿病肾病、高血压肾病、肾病综合征、肾小球肾炎、肾小管间质性肾炎、尿路感染等。

（三）临床思考

多发性骨髓瘤患者常以小便泡沫增多为主诉，至肾内科、中医科就诊，临床容易被误诊为肾炎、肾病综合征、肾衰竭等疾病而延误病情。故对于不明原因蛋白尿的中老年患者，建议早期行尿蛋白谱（含尿白蛋白、尿轻链）、血常规、肝肾功能、电解质、血尿 M 蛋白鉴定，全身扁骨影像学检查。进一步完善骨髓穿刺及活检、肾脏穿刺等有创检查。如有阳性发现，早期至血液科就诊，明确诊断。

除上述因骨痛、贫血、蛋白尿就诊的患者外，临床中还有部分体检发现血、尿 M 蛋白阳性的就诊患者。对这部分患者需要重点鉴别以下疾病：MGUS、浆细胞白血病、孤立性浆细胞瘤、巨球蛋白血症、淋巴瘤、淀粉样变性、自身免疫性疾病等。

第二节　问诊要点

多发性骨髓瘤可累及全身多个脏器，出现不同临床表现，问诊时应全面详尽，以免遗漏。同时，问诊临床表现应包括阳性症状、阴性症状和伴随症状，出现时间、严重程度以及相关治疗情况，以帮助明确诊断及鉴别诊断。此外，患者既往史（如肿瘤史、慢性病史、乙肝结核等传染病史）、个人史（职业、药物使用、化学毒物、放射线接触史）及家族史也应详细询问。根据不同临床表现，问诊要点总结如下。

1. 贫血　患者贫血严重程度不一，病程早期一般较轻，晚期较重。问诊包括有无贫血史、胃肠道疾病及手术史、女性月经史、食欲不振及饮食结构、虚弱与疲劳、体重减轻、大便颜色及性状（黑便、鲜血便）、胸闷气促、头晕、心慌、注意力不集中、记忆力减退、嗜睡等症状及持续时间。

2. 高钙血症　15%的多发性骨髓瘤患者伴有高钙血症，轻者无症状或仅表现为乏力、淡漠，重者可引起头痛、恶心、呕吐、烦渴、多尿、便秘等症状，严重可致心律失常、嗜睡、昏迷，甚至死亡。问诊时应关注有无上述症状及严重程度。

3. 溶骨性病变　80%的初诊多发性骨髓瘤患者伴有溶骨性损害、骨质疏松、和（或）压缩性骨折，这些患者常常伴有骨痛。骨痛是多发性骨髓瘤患者最常出现并就医的首发症状，约60%的患者诊断时存在骨痛，骨痛部位可以是脊柱（腰骶部或背部常见）、胸部（胸骨或肋骨）、四肢（肱骨或股骨等长骨）。部分患者就诊时已出现病理性骨折，如脊柱压缩性骨折、外伤或搬重物后骨折、活动后疼痛加剧、出现脊柱畸形或肢体缩短等。当骨折压迫脊髓或神经根，可出现支配区域神经痛、感觉异常、膀胱/肠失禁，甚至瘫痪。问诊时关注患者有无腰痛、背痛、胸痛，疼痛的性质、持续时间、诱因、加重及缓解因素等。

4. 肾功能不全　患者可表现为蛋白尿、血尿、肾病综合征，甚至肾衰竭等。30%~50%的多发性骨髓瘤患者在诊断时血肌酐升高，而明显肾衰竭需要透析的患者占10%，伴急性肾功能衰竭的患者早期死亡率很高。

问诊时关注患者有无泡沫尿、血尿、少尿或无尿、水肿等肾脏损害相关表现及出现时间，有无高血压、糖尿病、肾结石、肾炎等病史。

5. 出血倾向 以鼻出血和牙龈出血为多见，皮肤出血点也可见紫癜。问诊患者有无经常自发性鼻出血、刷牙时牙龈出血、双下肢胫前针尖样出血点、轻微磕碰即出现皮肤瘀斑等情况。

6. 高黏滞血症 不到10%的多发性骨髓瘤患者可伴高黏滞血症，由于IgA易形成二聚体或多聚体，IgM为五聚体，所以这两种类型更易出现高黏滞血症。问诊关注的相关症状包括：皮肤或黏膜出血、视物模糊、头痛、头晕、眼球震颤、耳聋、共济失调、肢端麻木、雷诺现象等。严重者可出现意识障碍，甚至昏迷。

7. 淀粉样变性 轻链与多糖的复合物沉积于组织器官，造成淀粉样变性病变，导致相关组织和细胞损伤，引起相应的临床表现，最常见的有舌肥大（口齿不清、齿痕）、腮腺肿大、皮肤苔藓样病变、心肌肥厚（尤其是室间隔）、心脏扩大（胸闷气促等心衰表现）、胃肠功能紊乱（腹泻或便秘）、外周神经病变（腕管综合征）、肾功能损害（蛋白尿、血尿、水肿）、肝脾肿大（腹胀、肝脾区疼痛）等。因此，在问诊过程中应涉及上述器官临床症状的排查。

8. 反复感染　多发性骨髓瘤患者体内正常的多克隆免疫球蛋白产生受到抑制，导致机体正常免疫功能减退，因此，患者的整个病程中会反复出现感染，包括细菌、真菌及病毒感染等。常见感染部位有肺部（肺炎、气管炎）、肠道（急慢性肠炎）、泌尿系（肾炎、膀胱炎）、皮肤（带状疱疹）等。问诊时应注意有无发热、咳嗽、咳痰、胸闷、喘息、腹痛、腹泻、尿急、尿频、尿痛、腰酸腰痛、皮肤同侧疼痛伴疱疹等表现。

9. 神经病变　神经或营养神经的血管周围存在淀粉样物质沉积、肿瘤压迫、M 蛋白及相关代谢性异常等复杂情况可出现多发神经病，引起感觉、运动甚至自主神经功能异常。问诊时患者如有手足麻木感或针刺感（如踩棉花感）、运动障碍（如不能正常使用筷子）、周期性低血压、心律失常、胃肠功能紊乱（消化不良、腹泻、便秘）、出汗异常、排尿困难、睡眠障碍等，提示有可能存在神经病变。

10. 低蛋白血症　多发性骨髓瘤患者生化检查可出现球蛋白升高、白蛋白降低、白球比倒置的现象。血白蛋白降低可能与肾功能损伤导致尿蛋白流失过多有关。问诊时关注患者饮食情况，有无肝脏或肾脏病史，有无胸腔积液（胸闷）、腹腔积液（腹胀）、下肢凹陷性水肿等相关临床表现。

11. 髓外病变　克隆性浆细胞在骨髓以外部位浸润可出现髓外浆细胞病，称为髓外病变（EMD），6% ~ 7.5%的多发性骨髓瘤患者在诊断时存在 EMD，到了复发难治阶段近乎 30%的患者出现髓外病变。髓外病变可以根据发生位置分为骨相关和软组织相关类型，累及多个器官，包括软组织、淋巴结、肺部、肝脏、脾脏、肾脏、胸膜、脑膜、皮肤组织、乳房、睾丸、中枢等，引起相应部位占位性病变及功能损伤。如髓外病变发生在肝脏，可引起右上腹胀痛；如发生在脑膜，可因脑组织不同部位受压迫引起头晕头痛、恶心呕吐，神经支配区域器官感觉、运动功能障碍，甚至随时危及生命；如椎旁软组织包块压迫神经根，可导致神经根综合征，甚至截瘫；腹腔巨大包块可压迫胃肠道引起腹胀纳差、肠梗阻、肠穿孔，压迫大血管可引起单侧或双侧下肢水肿或缺血坏死；纵隔肿块可压迫气管造成呼吸困难，压迫食管造成吞咽困难，压迫大血管造成循环系统功能障碍。

第三节　体格检查要点

体格检查是多发性骨髓瘤患者临床评估的重要组成部分。对于多发性骨髓瘤患者的诊治过程中应重视体格检查，对每一位接诊患者进行详细、全面的体格检查。

1. 一般状态

（1）一般情况：虚弱状态可见于合并高热、感染、出血、重度贫血的多发性骨髓瘤患者，恶液质可见于晚期多发性骨髓瘤患者。记录患者近期有无体重减轻，有无消瘦、发热。根据患者日常活动能力，对患者进行体能状态评分（ECOG 评分），评估患者化疗耐受性。记录患者身高、体重，计算其体表面积，为后续确定化疗方案提供依据。

（2）生命体征：记录患者生命体征，包括体温、呼吸、心率、血压。合并感染患者可出现体温升高；心肺功能不全、贫血的患者可出现呼吸频率增快、心率增快等表现；心功能不全患者可出现血压增高；合并淀粉样变性的患者血压通常偏低。

2. 皮肤

（1）颜色：皮肤的颜色与毛细血管血液循环相关。

多发性骨髓瘤合并贫血的患者，血红蛋白水平降低，可表现为皮肤苍白。情绪激动、既往使用激素的患者可出现面部皮肤潮红。重度贫血及高黏滞血症患者可表现为口唇发绀。多发性骨髓瘤伴溶血、肝功能不全的患者，胆红素水平升高，可出现皮肤、巩膜、黏膜黄疸。轻度胆红素升高可无明显皮肤黄染表现。建议在自然光下观察患者的皮肤颜色。

（2）瘀点、瘀斑：多发性骨髓瘤患者伴血小板减少、凝血功能不全可表现为出血症状，如皮肤黏膜瘀点、瘀斑。血小板减少导致皮肤内出血，多发生在静脉压力高的部位，如双下肢及受压部位。瘀点不高出皮面，压之不褪。如瘀点稍隆起提示血管炎及过敏性紫癜。凝血功能障碍可出现皮下瘀斑或深部血肿。

（3）肿块：多发性骨髓瘤合并髓外浸润的患者，可出现皮肤结节及肿块，通常为肤色或紫红色结节或包块，质硬、活动度差，通常无明显皮温升高、无触痛。伴髓外肿块患者可出现肿块破溃伴局部感染。

3. 指甲　表现可与血液病相关，甲床苍白提示贫血。指甲出现纵向皱褶或由凸转凹即反甲，提示慢性缺铁性贫血。

4. 眼　贫血患者表现为眼睑结膜苍白，与肤色苍白相比更为可靠。多发性骨髓瘤患者合并高黏滞血症可出现眼底静脉曲张、眼底出血、中央视网膜动脉闭塞。眼底出血、玻璃体出血、高黏滞血症患者可表现为视力障碍。

5. 口腔

（1）口唇：口唇苍白意义同皮肤苍白。口唇疱疹为口唇黏膜边缘出现成簇透明的小水疱，初发时伴刺激及瘙痒，随后出现疼痛，一般1周可自愈，免疫力低下的患者口唇疱疹持续时间更长。

（2）牙龈：多发性骨髓瘤患者常合并急慢性感染，可出现牙周红肿、咽后壁充血、扁桃体肿大等感染表现。牙龈增生是急性单核细胞白血病的特征表现，极少数合并髓外浸润的患者也可出现牙龈增生。

（3）牙齿：对多发性骨髓瘤患者进行牙齿检查，关注有无龋齿、缺齿、义齿、残根和牙周溢脓等，记录患病牙齿的位置。对于合并牙齿和牙周疾病的患者应暂缓使用双膦酸盐类骨保护剂，避免使用期间出现下颌骨坏死的不良反应。口腔黏膜溃疡、舌溃疡、黏膜白斑常见于免疫功能缺陷及中性粒细胞减少的患者。血小板低下、凝血功能异常的患者可表现为牙龈出血、口腔黏膜出血点、紫癜。

（4）舌：检查舌体，让患者伸舌，舌头上翘，观察舌体表面及舌体边缘。多发性骨髓瘤伴营养性贫血的患者可出现舌乳头萎缩，严重者出现镜面舌。淀粉样变性累及舌体常表现为舌体肥大、质地变硬，舌缘齿痕。

6. 淋巴结　淋巴结肿大可见于多种血液系统疾病，表现为局部淋巴结肿大或全身系统性淋巴结增大。血液系统查体应重点关注颈部、腋下、腹股沟等区域有无淋巴结肿大。记录肿大淋巴结的大小、质地、活动度、局部有无压痛。多发性骨髓瘤患者合并感染，可出现局部淋巴结肿大，肿大淋巴结质软、伴局部压痛。对于淋巴结质硬、无压痛患者，要警惕出现髓外病变。

7. 脾肿大　轻中度脾脏肿大可见于多发性骨髓瘤脾脏浸润、多发性骨髓瘤合并溶血的患者，骨髓瘤患者通常无巨脾表现。

8. 心肺系统　多发性骨髓瘤多见于老年患者，常合并高血压、冠心病、房颤、呼吸系统感染、慢性阻塞性肺病、胸腔积液等基础疾病。

（1）胸廓：胸廓检查时，患者取坐位，观察胸廓形态，前后径与左右径比例，正常人约为1:1.5。消瘦体型、恶液质患者胸廓扁平，肺气肿患者可表现为桶状胸。胸壁局部肿块、结节或胸内病变可出现胸廓局部隆起。多发性骨髓瘤合并多发脊柱压缩性骨折可表现为脊柱畸形，两侧胸廓不对称。

（2）肺部：肺部感染患者可出现肺部干湿性啰音、胸膜摩擦音。胸水患者可表现为患侧呼吸音降低，叩诊浊音或实音。当肺部含气量增多而肺弹性降低时，肺部叩诊呈过清音。胸部浆细胞瘤患者可表现为局部包块、隆起。

（3）心脏：心脏听诊是体格检查的重要内容。听诊内容包括心率、心律、心音、心脏杂音和心包摩擦音。房颤患者心脏听诊心律绝对不齐、心音强弱不等、脉搏短绌。体检中关注患者有无高血压、右心功能不全表现，是否出现身体下垂部位水肿，伴体循环淤血，如肝大、颈静脉怒张、胸腹水等表现。

9. 消化道　骨髓瘤肠道累及患者常表现为腹胀、便秘、腹泻、包块等症状，查体腹部膨隆，触诊腹软，叩诊鼓音合并肠道髓外病变的骨髓瘤患者，触诊腹部可及髓外包块。便秘患者肠鸣音减弱或消失，腹泻患者听诊肠鸣音活跃。

10. 骨骼肌肉系统　骨痛是多发性骨髓瘤疾病特征之一，是疾病最早期、最常见的临床症状，主要累及部位是松质骨，如头颅、肋骨、脊柱、长骨干端。多发性骨髓瘤患者常有胸壁、腰椎等部位压痛及叩击痛。检查骨痛部位时，建议以指头的指腹为按压点，施加压力逐个检查骨骼可能受累的部位。腰背部疼痛是多发性骨髓瘤患者的重要体征，部分严重患者可表现为全身多发骨痛、强迫体位。脊柱视诊，观察脊柱是否正中，有无侧弯、畸形。多发性骨髓瘤伴高尿酸血症、痛风的患者可伴有关节痛。

11. 肛门、直肠　多发性骨髓瘤患者化疗及自体造血干细胞移植前，需检查有无肛门、直肠感染灶，有无痔疮、肛裂等表现。肛门、直肠是消化道的末端，检查方法简便。检查取肘膝位或左侧卧位。观察有无肛周脓肿、肛裂、痔疮。必要时对肛门和直肠进行触诊，有无触痛、包块，指诊后指套有无黏液、血液或脓液。

12. 生殖器　对多发性骨髓瘤患者进行生殖器查体，观察生殖器外形，有无异常隆起、肿块，有无皮疹及破溃，排查髓外病变及感染灶。

13. 四肢和关节　多发性骨髓瘤患者四肢及关节查体时，以视诊和触诊为主，排查四肢长骨有无骨折、下肢静脉血栓、髓外肿块等病情。观察双侧肢体长度、周径、关节形态及外形是否对称，比较足背动脉及皮温是否对称。骨折时可见患侧肢体缩短、变形，局部肿胀、触痛，可触及骨擦感。合并心功能不全、低蛋白血症的患者，可出现肢体凹陷性水肿，以双下肢更为明显。单侧肢体肿胀提示可能存在深静脉血栓或局部肿块压迫，可进一步完善 B 超、CT 等影像学检查。

14. 神经系统检查 多发性骨髓瘤合并贫血可致轻度头疼。多发性骨髓瘤合并中枢浸润可出现癫痫、剧烈头痛、头颅肿块。多发性骨髓瘤伴颅内出血可表现为突发剧烈头痛、喷射状呕吐，颈项强直。多发性骨髓瘤伴高钙血症可表现为神经萎靡、意识障碍、记忆力减退。多发性骨髓瘤合并淀粉样变性可表现为周围神经病变。多发性骨髓瘤病变可导致脊髓压迫进而造成截瘫，表现为四肢肌力减退、肌张力增高、病理反射阳性。营养性贫血和低血糖患者也可出现精神症状。

第四节　辅助检查要点

辅助检查是初诊多发性骨髓瘤诊断的重要手段，检查项目要点及相应临床意义见表 4 – 1。同时，辅助检查也是多发性骨髓瘤与其他浆细胞疾病、贫血、风湿免疫性疾病、恶性肿瘤骨转移、急慢性感染、骨破坏等疾病鉴别诊断的主要方法之一，对于初诊患者应全面检查评估以免误诊或漏诊。多发性骨髓瘤鉴别诊断主要辅助检查项目及鉴别意义见表4-2。

表4-1 诊断多发性骨髓瘤辅助检查项目及临床意义

分类	项目	意义
血液检验	全血细胞计数和分类（血常规）	血细胞减少、异常细胞比例
	外周血涂片	红细胞缗钱状排列，循环中的多发性骨髓瘤细胞比例
	生化检查：血钙、肌酐、尿酸、乳酸脱氢酶（LDH）、白蛋白、β_2微球蛋白、C反应蛋白、血沉	是否有高钙血症、肾功能衰竭、心功能不全等，疾病分期
	肌钙蛋白、proBNP	心脏淀粉样变性
	凝血功能	评估出血倾向
	血清蛋白电泳	M蛋白及其他免疫球蛋白定量
	免疫固定电泳	确定M蛋白重链和轻链亚型

分类	项目	意义
血液检验	血清游离轻链、IgD 定量	SLiM 症状评估、单克隆游离轻链定量及比例、寡分泌型多发性骨髓瘤诊断
尿液检验	尿常规、尿免疫固定电泳、24 小时尿、尿轻链、尿蛋白总量、尿蛋白谱	单克隆免疫球蛋白鉴定、尿 M 蛋白、轻链定量、肾损害
骨髓检查	骨髓穿刺涂片和活检	细胞形态学检查、异常浆细胞增殖及比例、免疫组化
	骨髓细胞免疫表型分析	证实单克隆浆细胞
	骨髓细胞遗传学检查（原位荧光杂交，FISH）	危险分层和预后评估
影像学检查	PET - CT、MRI、CT、扁骨 X 线平片	骨质破坏、病理性骨折、骨质疏松、髓外病变（浆细胞瘤）
	超声心动图、心电图	心脏淀粉样变性、轻链沉积病

分类	项目	意义
特殊检查	腹壁脂肪或唇腺活检	确定有无淀粉样变性
	孤立性病灶活检	明确是否浆细胞瘤
	眼底检查	高黏滞综合征
	神经肌电图	神经病变

注：proBNP，脑钠肽前体；FISH，荧光原位杂交。

表 4 – 2　多发性骨髓瘤鉴别诊断辅助检查项目

分类	项目	鉴别诊断
血液检验	血清铁、铁饱和度、总铁结合力、铁蛋白	缺铁性贫血
	叶酸、维生素 B_{12}	巨幼细胞性贫血
	网织红细胞	再生障碍性贫血
	抗人球蛋白试验	自身免疫性溶血性贫血
	甲状旁腺激素	甲状旁腺功能亢进
	肿瘤标志物	转移瘤
	风湿免疫相关指标：HLA – B27、抗核抗体、ENA、类风湿因子、抗 SSA、抗 SSB、抗 dsD-NA 等	风湿免疫性疾病（强直性脊柱炎、类风湿关节炎、系统性红斑狼疮等）

分类	项目	鉴别诊断
血液检验	降钙素原、内毒素、GM 试验、EB 病毒、巨细胞病毒	慢性细菌、真菌、病毒感染
	骨代谢标记	骨质疏松
	乙肝、丙肝、甲肝、HIV、梅毒	肝炎等传染病
粪便检查	粪常规、粪隐血	消化道出血
影像学检查	腹部 B 超	慢性胆囊炎、胰腺炎、肝炎、脾亢进、肾脏病变等
	胸部 CT	肺栓塞、肿瘤等肺部疾病
	腰椎 MRI/CT	腰椎间盘突出、骨肿瘤
	骨密度	骨质疏松
骨髓检查	骨髓涂片、免疫表型分析、基因、染色体、活检	白血病、淋巴瘤、华氏巨球蛋白血症等其他恶性血液系统疾病

分类	项目	鉴别诊断
特殊检查	肾穿刺活检	急慢性肾炎、肾病综合征等肾脏疾病
	脑脊液常规、生化及脱落细胞学、病原培养、流式、二代测序	中枢神经系统感染、肿瘤等

注：GM 试验，是检测曲霉菌感染的经典血清学方法之一，其主要检测物质是半乳甘露聚糖（GM）抗原。

HIV：艾滋病病毒。

第五节　门诊病历记录要点

初诊病历记录书写内容应当包括就诊时间、主诉、现病史、既往史、心/肺/腹检查，必要的阳性体征、必要的阴性体征和辅助检查结果，诊断及治疗意见和医师签名等。

复诊病历记录书写内容应当包括就诊时间、主诉、病史、必要的体格检查和辅助检查结果、诊断、治疗处理意见和医师签名等。

一、症状和体征

（一）起病时间、病程

患者症状开始时间、持续时间，有无自发缓解趋势。

（二）临床症状及体征

（1）骨骼破坏：患者可表现为骨痛、病理性骨折，影像学检查发现溶骨性病变，往往首先就诊于骨科。

（2）贫血：老年人出现不明原因的贫血需高度怀疑多发性骨髓瘤。

（3）肾功能不全：患者多首诊于肾脏内科，可出现尿量减少、尿中泡沫增多、尿色改变、颜面部或下肢水肿伴肾功能进行性恶化等。

（4）高钙血症：骨质破坏导致高钙血症，高钙血症可进一步加重肾功能异常。患者可出现乏力、恶心、心悸等非特异性症状。

（5）神经系统症状：主要表现为周围神经深浅感觉异常及运动障碍，多首诊于神经内科。

（6）实验室检查发现总蛋白/球蛋白升高或血中发现 M 蛋白；部分患者起病时无症状体征，或健康体检检查发现球蛋白水平升高。

（7）髓外浸润：部分患者可出现肝脾大、淋巴结肿大、骨旁/非骨旁浆细胞瘤等髓外病灶。

（8）继发淀粉样变性：骨髓瘤轻链沉积于组织脏器引起相应症状、体征，主要取决于沉积的部位。

（9）高黏滞综合征：患者体内 M 蛋白增多导致血液瘀滞，可表现为头晕、眼花、耳鸣、肢体麻木、视力障碍、皮肤紫癜、鼻出血等。

（三）一般情况

接诊时关注患者精神、食欲、睡眠、二便等，以评估体力状况、化疗耐受性等。

二、辅助检查

若疑诊多发性骨髓瘤可在门诊完善 M 蛋白相关初筛检查。

（一）血液检查

除了血常规、肝肾功能、β_2 微球蛋白、乳酸脱氢酶（LDH）以外，需要进一步检测血清蛋白电泳和免疫固定电泳、IgA/G/M 定量、血清游离轻链。

（二）尿液检查

尿常规、尿免疫固定电泳。

若患者存在 M 蛋白阳性的证据（血清蛋白电泳、血尿免疫固定电泳、血清游离轻链三者任一阳性），建议进一步作骨髓和影像学相关检查。

三、既往史、个人史、婚育史、家族史

是否曾诊断过 MGUS、SMM 或其他浆细胞病；是否有恶性肿瘤、慢性病、免疫性疾病等病史。家族中是否有人患浆细胞病。

四、诊断

分型：多发性骨髓瘤（例如：IgG κ 型）；

分期：DS 分期、ISS 分期、R – ISS 分期；

注意合并症：髓外浆细胞瘤、浆细胞白血病、继发性淀粉样变性、肾功能不全、高钙血症、病理性骨折和高黏滞血症等。

五、治疗及疗效评估

既往治疗情况：包括患者开始治疗时间、治疗方案、疗程、疗效评估。

治疗过程中：是否出现严重的药物相关副作用、化疗耐受性评估等。

第六节　住院病历记录要点

一、入院记录的要求及内容

1. 患者一般情况　包括姓名、性别、年龄、民族、婚姻状况、出生地、职业、入院日期、记录日期、病史陈述者。

2. 主诉　是指促使患者就诊的主要症状（或体征）及持续时间。需体现与疾病最相关的症状（或体征）。

3. 现病史　是指患者本次疾病的发生、演变、诊疗等方面的详细情况，应当按时间顺序书写。内容包括发病情况、主要症状特点及其发展变化情况、伴随症状、发病后诊疗经过及结果、睡眠、饮食等一般情况的变化，以及与鉴别诊断有关的阳性或阴性资料等。

需要重点描述主要症状如下。

（1）骨骼破坏：骨痛为多发性骨髓瘤最常见的症状之一，随病情进展而加重。由于肿瘤细胞的骨质破坏，常可发生病理性骨折和并发高钙血症。需关注患者骨痛的部位、性质、严重程度等。需排除其他肿瘤骨转移和骨质疏松等。

（2）贫血：贫血为多发性骨髓瘤另一常见表现，大多数患者在首诊时合并贫血。接诊时应关注患者是否存在乏力、头晕等贫血相关症状；记录是否有引起贫血的其他原因，如营养不良等。

（3）肾功能不全：肾脏损害是多发性骨髓瘤患者常见且较为特征性的临床表现。患者可以出现尿量减少、尿中泡沫增多、尿色改变、颜面部或下肢水肿等症状、体征。排除非浆细胞疾病导致的肾脏病变，如高血压、糖尿病等。

（4）高钙血症：骨质破坏所致高钙血症，患者通常无症状，也可表现为乏力、恶心、心悸等，甚至引起心搏骤停。

（5）神经系统症状：临床上主要以进行性对称性远端感觉、运动障碍为主，包括刺痛感和（或）麻木感、触觉过敏和肌无力。

（6）出血倾向：可表现为出血倾向和血栓形成。出血以鼻出血和牙龈出血为多见，皮肤紫癜也可发生。血栓最常见为静脉系统血栓，可发生中小静脉血栓，也可发生深静脉血栓，造成相关回流区域的血流淤滞、组织肿胀和疼痛等症状。因此门诊时应询问患者是否存在出凝血相关表现。

（7）髓外浸润：髓外浸润有骨旁和远离骨组织的髓外浆细胞瘤两大类，接诊时应关注患者是否存在皮肤或深部的软组织肿块等。

（8）继发淀粉样变性：轻链沉积于组织器官，引起相应症状、体征。主要累及舌体、腮腺、皮肤、心脏、胃肠道、周围神经及肝脾等多系统。若患者存在多系统受累相关表现，应警惕是否合并淀粉样变性。

（9）感染：反复发生感染是多发性骨髓瘤患者常见的临床表现，以细菌感染多见，感染部位以呼吸道最为常见，其次是泌尿道和消化道。病毒感染以带状疱疹多见。

（10）高黏滞综合征：M蛋白增多，导致血液黏滞性过高，引起血流缓慢、微循环障碍、组织淤血和缺氧。主要表现为头晕、眼花、耳鸣、肢体麻木、视力障碍、皮肤紫癜、鼻出血、肾浓缩/稀释功能不全等。

若患者在就诊前曾在其他医院进行治疗，应在现病史中详细记录既往治疗情况，包括患者开始治疗时间、治疗方案、疗程；疗效评估；是否出现严重的药物相关副作用；化疗耐受性评估等。

4. 既往史 是指患者过去的健康和疾病情况。内容包括既往一般健康状况、疾病史、传染病史、预防接种史、手术外伤史、输血史、药物过敏史等。

重点关注是否曾诊断过 MGUS、SMM 或其他浆细胞病；是否有恶性肿瘤、慢性病、免疫性疾病等病史。

5. 个人史、婚育史、女性患者的月经史、家族史

因多发性骨髓瘤存在一定家族聚集性，重点关注患者家族中是否有人患浆细胞病。

6. 体格检查　应当按照系统循序进行书写。内容包括体温、脉搏、呼吸、血压，一般情况，皮肤、黏膜，全身浅表淋巴结，头部及其器官，颈部，胸部（胸廓、肺部、心脏、血管），腹部（肝、脾等），直肠肛门，外生殖器，脊柱，四肢，神经系统等。

体格检查时应重点关注：①生命体征；②皮肤黏膜苍白、瘀斑、瘀点；③淋巴结肿大、肝脾大、舌体大；④骨骼压痛；⑤髓外病灶；⑥周围神经病变。

7. 辅助检查

（1）血液检查：血常规、肝肾功能、β_2 微球蛋白、LDH、血清蛋白电泳和免疫固定电泳、IgA/G/M 定量、血清游离轻链，若常规检查仅是轻链型，需加做 IgD 和 IgE 免疫固定电泳定性＋定量；肌钙蛋白 I（cTnI）、氨基末端脑钠肽前体（NT – ProBNP）或脑钠肽（BNP）（心脏受累时）。

（2）尿液检查：尿常规、免疫固定电泳、24 小时尿蛋白和 24 小时尿 M 蛋白定量、尿蛋白电泳。

（3）骨髓检查：骨髓涂片、活检和 FISH 检查、免疫分型、浆细胞病相关基因测序（有条件的单位进行）。

（4）骨骼检查：X 线片、CT、PET–CT、MRI。

（5）其他影像学检查：超声心动图、腹部 B 超。

（6）组织活检：疑有淀粉样变性或髓外浆细胞瘤时进行。

8. 诊断 需要完整，包括亚型、分期（DS 分期、ISS 分期或 R–ISS 分期）和合并症（髓外浆细胞瘤、浆细胞白血病、继发性淀粉样变性、肾功能不全、高钙血症；病理性骨折；高黏滞血症）。

其他既往诊断的疾病。

二、病程记录的要求及内容

1. 首次病程记录的内容 包括病例特点、诊断依据及鉴别诊断、诊疗计划等。

对于多发性骨髓瘤患者，病例特点应包括起病症状及体征、疾病持续时间、M 蛋白相关检查结果。鉴别诊断可针对 M 蛋白相关疾病进行分析。

2. 日常病程记录 是指对患者住院期间诊疗过程

的经常性、连续性记录。

多发性骨髓瘤患者的日常病程记录需描述患者疾病相关的症状及体征、出入量/体重、相关辅助检查等，同时记录上级医生对患者目前疾病情况的分析。

三、出院记录的要求及内容

出院记录是指经治医师对患者此次住院期间诊疗情况的总结。多发性骨髓瘤患者在住院期间所进行的辅助检查结果、相应治疗及治疗反应等均应体现在出院记录中，指导患者出院后相关的注意事项，同时方便下次门诊随访。

第七节　经验谈接诊要点

一、多发性骨髓瘤初诊患者接诊流程

多发性骨髓瘤初诊患者接诊流程见图 4 - 1。

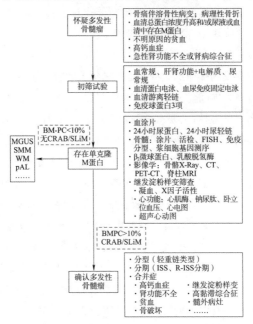

图 4 - 1　多发性骨髓瘤初诊患者接诊流程

二、经验

多发性骨髓瘤是一种好发于老年人的恶性浆细胞肿瘤，1844 年由 Solly 医生首次报道，随着全球老龄化，多发性骨髓瘤发病率逐年增高。多发性骨髓瘤起病隐匿、症状多样，临床表现存在异质性，容易误诊及漏诊。在临床中容易出现漏诊和误诊的原因，一是"见到了没想到"：多发性骨髓瘤可能会有多种临床表现，包括较常见的腰痛等，特别是中老年患者容易被误诊为腰肌劳损、椎间盘突出等，任何症状的出现，不能"只见树木不见森林"，要有全局观。二是"想到了没见到"：有些临床医师怀疑患者为多发性骨髓瘤，但由于检测方法的局限性，无法行 M 蛋白鉴定、血清游离轻链、PET - CT 检查等，影响诊断的正确性。三是"没见到也没有想到"：有些患者提供病史不完整，特别是首诊时就诊于对多发性骨髓瘤疾病不了解的科室，临床医生可能先入为主，主观臆断。尤其是一些罕见多发性骨髓瘤类型，比如不分泌型、巨灶型、IgM 型等，若无诊治这些类型的经验，也较难能想到去诊断多发性骨髓瘤。因此，多发性骨髓瘤是需要临床表现结合实验室检查综合分析和判断的。接诊患者的过程中，医生应全面了解患者的病情，仔细询问阳性症状和全面查体。

那么，出现何种情况需要考虑多发性骨髓瘤，前面内容已经详述，概括如下：①老年患者，临床以腰背痛、骨痛、乏力、头晕、消瘦等症状起病；②贫血为正细胞正色素性，如患者同时存在骨痛、泡沫尿等骨髓瘤典型症状；③患者出现不明原因尿泡沫增多、蛋白尿、尿蛋白谱证实为溢出性蛋白尿（单一尿轻链绝对值升高、比值异常），伴或不伴肾功能不全；④患者生化检查发现球蛋白升高或降低、白蛋白偏低、血沉加快等无法用其他疾病解释的情况等。目前在有经验的医师及完善的辅助检查支持下，多发性骨髓瘤诊断及时性、准确性得到极大提高，但对于缺乏血液科的医院，或者至骨科、肾内科、理疗科等兄弟科室就诊的患者，诊断仍存在一定困难。提高接诊医师的专业水平是提高诊断准确率的重点。因此，临床医生要注意对于最新诊断标准的知识更新，结合敏感的检测方法的技术更新，这样才能更加精准和高效地进行诊断。除此以外，由于多发性骨髓瘤患者具有显著异质性，部分合并系统性淀粉样变性、轻链沉积病、髓外浸润、血栓、感染等情况的患者病情复杂，诊断有难度，需要在临床征象中抽丝剥茧，整合科学观、逻辑观、全局观，最终进行全面完整的诊断。

第五章　多发性骨髓瘤的多学科诊疗

第一节　多发性骨髓瘤多学科诊疗患者的筛选与导入

一、概述

多发性骨髓瘤起病隐匿，临床表现复杂多样且缺乏特异性，仅约 1/3 的患者以贫血为首发症状到血液科首诊，60% ~ 70% 的患者常以不典型首发症状就诊于骨科、肾内科等非血液专科，造成误诊、漏诊，国内文献报道误诊率高达 40.9% ~ 100.0%。多发性骨髓瘤误诊的原因主要有首诊医生经验不足而缺乏对该病的认识，未选择特异性检查项目和诊断思维方法有误等。

2/3 以上的多发性骨髓瘤患者以骨痛为主要的首发症状，常见于胸部及腰背部，因为多发性骨髓瘤的腰背痛与腰椎间盘突出非常相似，初诊时误诊率近 70%。骨痛常为早期症状，因多发性骨髓瘤疾病引起骨质破坏，极易造成病理性骨折，误诊为骨科疾病；发现尿蛋白或尿素氮升高，误诊为肾脏疾病；因面色苍白、乏力、纳差、头晕等贫血症状，误诊为缺铁性或营养性贫血；由于疾病的高黏滞血症而导致微循环障碍、瘤细胞浸润及大量轻链沉淀于心肌或中枢神经系统，可导致淀粉样变性，易误诊为心脑血管疾病；因关节疼痛、骨质疏松、骨折，可误诊为风湿病；多发性骨髓瘤细胞常分泌大量单克隆免疫球蛋白，同时正常免疫球蛋白分泌受抑制，严重影响体液免疫，患者容易发热及反复感染，以呼吸道和泌尿系统感染最多见，我们在治疗上述疾病时，往往漏诊了多发性骨髓瘤本身。

此外，其他常见误诊疾病还有恶性实体瘤、周围神经炎、心力衰竭等。

二、常见疑诊科室、表现及鉴别

（一）肾内科

多发性骨髓瘤在肾内科的常见表现为不明原因的蛋白尿。需要鉴别的疾病常见的有肾炎、肾病综合征、肾小管功能紊乱、肾功能不全及泌尿系感染等。

常见肾脏病患者有以下情况时应考虑多发性骨髓瘤可能：45岁以上，既往无肾脏病史发生不明原因的肾功能不全；既往无血尿、高血压，只有蛋白尿，量多也不伴有浮肿的肾病综合征；贫血程度与肾脏病变及肾功能不全程度不成比例；高蛋白血症，尤其是球蛋白升高；严重腰痛伴有肾功能不全、蛋白尿、血尿的老年患者；肾功能不全伴有高钙血症及高尿酸血症；血沉明显增快。需做血尿免疫固定电泳，寻找单克隆免疫球蛋白及轻链，同时应进行影像学检查和骨髓穿刺以帮助明确诊断，必要时行肾穿刺活检。

（二）神经内科

多发性骨髓瘤在神经内科的常见表现为不明原因的周围神经炎。最常见的是感觉异常，尤其是"袜子和手套样"分布的感觉减退，此外，自主神经也可累及。需要鉴别的疾病常见的有脑血管病、肋间神经痛等，少见的有多发性脑神经炎、前庭神经炎、癫痫、病毒性脑膜炎等。40岁以上出现神经系统症状的患者有以下情况时应考虑多发性骨髓瘤可能：不明原因的骨痛；不明原因的贫血；不明原因的血沉增快、血钙升高；严重脏器损害。应进行骨髓形态细胞学和免疫表型，以及血尿蛋白电泳检查以明确诊断。

（三）骨科

多发性骨髓瘤在骨科的常见表现为不明原因的骨痛和/或骨折和/或骨质破坏。常见的需要鉴别的疾病有骨质疏松、腰椎间盘突出、骨折、腰肌劳损、骨质增生、骨继发恶性肿瘤、骨结核、骨肿瘤、骨关节炎、颈椎病、肋软骨炎等，少见的有胸椎结核、脊柱炎、骨髓炎等。对没有多发性骨髓瘤病史，因骨痛、骨质破坏、病理性骨折、软组织肿块或神经压迫症状首诊于骨科的患者，在除外其他疾病的同时应考虑多发性骨髓瘤可能，进行相关的骨髓检查及血尿免疫球蛋白检测。若在骨髓穿刺涂片中没有发现 10% 以上的异常浆细胞或骨髓活检不能诊断为浆细胞肿瘤时，针对临床上高度怀疑的患者，需要对骨破坏处进行 CT 引导下穿刺活检或手术活检。单发骨破坏及四肢软组织肿块也应考虑到孤立性浆细胞瘤或髓外浆细胞瘤的可能。

（四）呼吸科

多发性骨髓瘤在呼吸科的常见表现为反复肺部感染和/或间质性肺炎、不明原因的胸腔积液或多浆膜腔积液。需要鉴别的疾病常见的有肺炎、胸膜炎、上呼吸道感染等，少见的有间质性肺疾病、肺脓肿、慢性阻塞性肺疾病、肺癌、肺淀粉样变性等。对老年反复感染患者应进行白球比例、免疫球蛋白和血沉检测，若出现白球比例倒置、免疫球蛋白低下、血沉明显升高，需进行血尿蛋白固定电泳，必要时进行影像学检查和骨髓穿刺以明确诊断。

（五）风湿科

需要鉴别的疾病常见的有类风湿关节炎、风湿性关节炎等，少见的有痛风、系统性红斑狼疮、风湿性纤维组织炎、肌炎等。多发性骨髓瘤继发淀粉样变性可导致关节肿痛，因此对于手指肿痛、骨痛及舌体肿胀的患者需警惕多发性骨髓瘤可能。类风湿关节炎患者有以下情况时应考虑多发性骨髓瘤可能：腰痛，影像学检查提示椎体压缩性骨折；恶性贫血，尤其是中重度；扁骨疼痛或压痛；多关节痛，但类风湿因子阴性；合并肾功能损害；血尿中出现单克隆免疫球蛋白。

（六）心内科

多发性骨髓瘤在心内科的常见表现为难以纠正的反复心力衰竭和/或心律失常、不明原因肥厚性心肌病、不明原因低血压。常见的需要鉴别的疾病有冠心病等，少见的有心肌炎、心源性晕厥、心脏神经症、心律失常、病态窦房结综合征、感染性心内膜炎等。冠心病、心肌病一般无贫血、发热、骨痛等症状，因此对于不明原因的心脏扩大、心律不齐、心力衰竭的中老年患者，如有贫血、骨痛、蛋白尿、球蛋白升高，应进行蛋白电泳、免疫球蛋白测定、骨骼 X 线片和骨髓穿刺等必要检查以明确诊断。

（七）消化科

多发性骨髓瘤在消化科的常见表现为不明原因反复腹泻和/或肠梗阻。需要鉴别的疾病常见的有肝硬化、肝炎、胃肠炎等，少见的有胰腺炎、上消化道出血、肠道肿瘤、肠结核、阑尾炎、胃息肉等。对于主诉为消化系统症状的患者，若同时出现血细胞减少和蛋白尿，需警惕多发性骨髓瘤。对于不明原因门静脉高压患者，若有转氨酶水平正常或轻度升高，谷氨酰转肽酶和/或血清碱性磷酸酶水平升高，白球比例倒置，应进行血清蛋白电泳初筛，必要时行肝穿刺、骨髓穿刺以明确诊断。

（八）检验科

多发性骨髓瘤特异性实验室检查包括骨髓形态学和流式细胞术检查、骨髓病理学检查、血清蛋白电泳、免疫固定电泳和本周蛋白检测。骨髓形态学和病理学检查是多发性骨髓瘤诊断的金标准，可发现单克隆性浆细胞。M蛋白的出现对诊断有意义，但并非所有多发性骨髓瘤患者血液中均出现M蛋白，如IgD、IgE轻链型及不分泌型多发性骨髓瘤外周血中可无M蛋白。

（九）影像科

溶骨性骨质破坏是多发性骨髓瘤的主要特征，可以通过 X 线、CT、MRI 等影像学检查发现。需要注意的是：少数患者无骨骼 X 线异常；CT 不能区分陈旧性骨质破坏部位是否存在多发性骨髓瘤活动。PET/CT、PET/MRI 的使用有助于诊断。

（十）体检

肝脾肿大不是多发性骨髓瘤诊断的主要特点，但是属于多发性骨髓瘤常见临床表现。对于年轻患者，如身上出现不明原因肿块，都需做相应的活检以排除各类肿瘤，其中包括浆细胞瘤或多发性骨髓瘤髓外浸润。老年不明原因贫血患者，尤其是男性患者，应做骨髓穿刺检查。

第二节　多发性骨髓瘤多学科诊疗团队组成架构及要求

一、骨髓瘤多学科诊疗团队的组成架构

骨髓瘤多学科诊疗（MDT）由血液科或肿瘤内科发起并牵头组织实施，MDT 兄弟科室应包括骨髓瘤相关的临床科室（如肾内科、神经内科、骨科、心内科、呼吸科、风湿科、外科）、医技科室（如放射治疗科、

病理科、影像科、核医学科等）和职能部门（如护理、医务等），如有条件可邀请分子诊断、流式细胞检测分析的专业人员以及承担骨髓瘤临床试验项目的人员参加。至少在1~2个专业组中拥有知名或权威的专家。

MDT团队成员包括首席专家、团队助理和会诊讨论专家。MDT首席专家1~3名，由主要临床科室中具有一定行政组织及协调能力的专家担任。MDT团队助理2~4名，由首席专家科室指定，可由住院医师或主治医师以上的医务人员担任。MDT会诊讨论专家由主任（副主任）医师或高年资主治医师担任，各专业组成员至少2~3名（图5-1）。

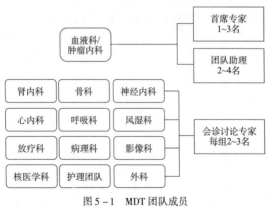

图 5 – 1　MDT 团队成员

二、骨髓瘤 MDT 团队成员的要求

MDT 团队成员之间应互相尊重，互相信任，互相学习，求同存异，以患者为中心，制定个体化、规范化、连续性的综合治疗方案。

1. MDT 首席专家的主要职责

（1）建立、更新 MDT 团队。

（2）组织 MDT 会诊讨论，并形成最终专业性意见，包括诊断结论和治疗方案。

（3）争取 MDT 所需的相关资源，包括会议场所（MDT 门诊诊室）、设备（投影仪、信息系统等）。

2. MDT 团队助理的主要职责

（1）负责 MDT 会诊讨论病例的收集汇总及初步审核。

（2）确定 MDT 会诊讨论的时间、地点、人员组成，并发布 MDT 会诊讨论通知。

（3）对 MDT 会诊讨论内容进行记录和总结，并做好备份，定期交医务部存档。

（4）准备 MDT 会诊所需的相关设施。

3. MDT 会诊讨论专家的主要职责

（1）完成相关辅助检查后，提交其专业的骨髓瘤

MDT 会诊讨论病例。

（2）提前审阅患者所有病情资料，做好讨论前的准备。

（3）按时到达会诊地点参加 MDT 会诊讨论，对病例进行分析，依据国内最新诊疗指南或专家共识意见，结合现有治疗手段，对诊疗方案提出其专业的建议，如国内指南或专家共识意见未涉及，可参考国外最新诊疗指南、专家共识意见或循证医学证据。

（4）对跨专业的诊疗流程给予必要的协助。

（5）指导 MDT 诊疗意见的落实和患者随访、总结。

（6）对 MDT 质量进行评价。

第三节　多发性骨髓瘤多学科诊疗模式

一、MDT 门诊会诊模式

患者通过微信或者公众号预约 MDT 门诊会诊，并按要求上传相应检查信息。

MDT 团队助理审核患者材料，并核对相关内容。

MDT 团队助理根据患者疾病的个体化特征，联系需要参与本次 MDT 会诊讨论的首席专家和会诊讨论专家，并确定时间。

MDT 团队助理通知患者就诊时间地点。

MDT 团队助理记录会诊讨论内容，按情况需要，可协助落实患者的检查或者住院。

二、MDT 住院病例讨论模式

经科室查房讨论、完善相关检查后，主管医生于住院系统提交院内 MDT 会诊讨论申请。

科室审核 MDT 申请。

医务部审核 MDT 申请。

MDT 团队助理确定 MDT 场次与受邀专家，发布 MDT 会诊讨论时间、地点的通知，并向主管医生收集相关诊疗资料，发送给 MDT 团队成员。

MDT 团队助理负责记录会诊内容。

MDT 会诊讨论专家填写 MDT 诊疗意见，并对 MDT 质量进行评价。

MDT 首席专家形成最终专业性意见，包括诊断结论和治疗方案。

主管医生负责 MDT 会诊诊疗意见的落实，并及时反馈 MDT 诊疗效果。

三、MDT 健康宣教模式

保证每年 MDT 所有团队成员共同参与的大型患教活动 1~2 次，线下进行，形式以科普宣传并义诊为主，若条件允许，以户外活动的形式进行，增进医患互动感情。

每半年举办 1~2 次以血液科医护为主，邀请 2~3 个 MDT 兄弟科室医护人员参与的小型患教活动，形式以宣教和回答问题为主。

每一季度举办 1 次血液科浆细胞疾病患教活动，保持患教活动的持续性，密切和患者的联系，及时解决患者的现实问题，并为 MDT 患教活动做好铺垫和准备。

第四节　经验谈多学科

一、多学科疑诊患者接诊及 MDT 流程
（图 5 - 2）

二、经验

（1）各 MDT 兄弟科室成员需具有对浆细胞疾病浓

厚的兴趣，自觉追踪学习本专业涉及浆细胞疾病的诊治进展。

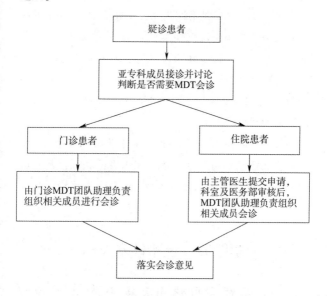

图 5 - 2　多学科疑诊患者接诊及 MDT 流程

（2）MDT 成员需定期交流学习，保持团队的密切联系，及时更新相关的专业知识，互通有无，提高对浆细胞疾病多学科协作处理的能力。

（3）MDT 团队助理对疑难会诊病例的诊治经验要

及时汇总和汇报，尤其是漏诊和误诊的经验教训。

（4）亚专科负责人应予以高度重视，定期组织院际之间、省际之间，甚至国际之间的交流，从而取长补短，促进提升 MDT 诊疗质量。